Hiltrud Oman
Wolfgang Hofer (Hrsg.)

Der Moor-Effekt

Gesund und schön mit der natürlichen Kraft des „schwarzen Goldes“

Hiltrud Oman, Wolfgang Hofer (Hrsg): Der Moor-Effekt – Gesund und schön mit der natürlichen Kraft des „schwarzen Goldes“

Lektorat: Gesund kommunizieren Media KG und Marketingfabrik - E & F Gabner GmbH
Umschlaggestaltung: Gesund kommunizieren Media KG und Marketingfabrik - E & F Gabner GmbH
Bildnachweise: Cover/Fotos: AdobeStock, Wolfgang Hofer (Seite 4, 16, 21, 26, 28, 30, 31, 32, 34, 37, 38, 42, 45, 49, 55, 56, 58, 66, 69, 71, 76, 79, 86, 94, 98, 103, 114), Hiltrud Oman (Seite 14, 41, 104), Alexander Huemer (Seite 18, 53, 74, 106), Maria Wimmer (Seite 8), Vivea Gesundheitshotels (Seite 65, 73) Archiv Hofer (Alte Postkarte Seite 22)
Verlagsleitung: Martin Rümmele
Layout, Gestaltung, Satz: Gesund kommunizieren Media KG und Marketingfabrik - E & F Gabner GmbH
Druck, Produktion: Marketingfabrik - E & F Gabner GmbH
Erschienen bei: ampuls-verlag, eine Marke der Gesund kommunizieren Media KG.

ISBN 978-3-9519818-2-6

Hiltrud Oman
Wolfgang Hofer (Hrsg.)

Der Moor-Effekt

Gesund und schön mit der natürlichen Kraft des „schwarzen Goldes“

AMPULS VERLAG

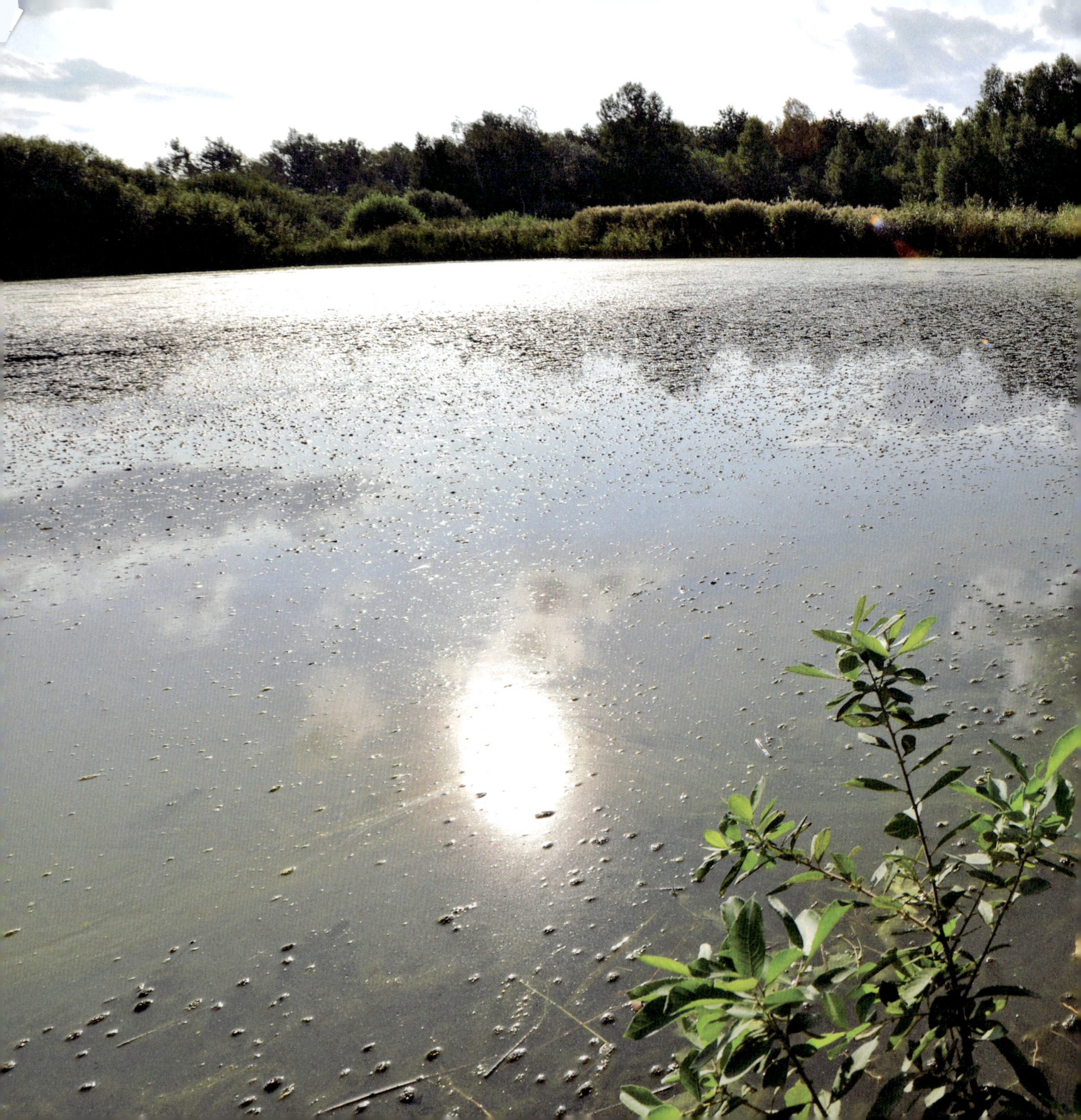

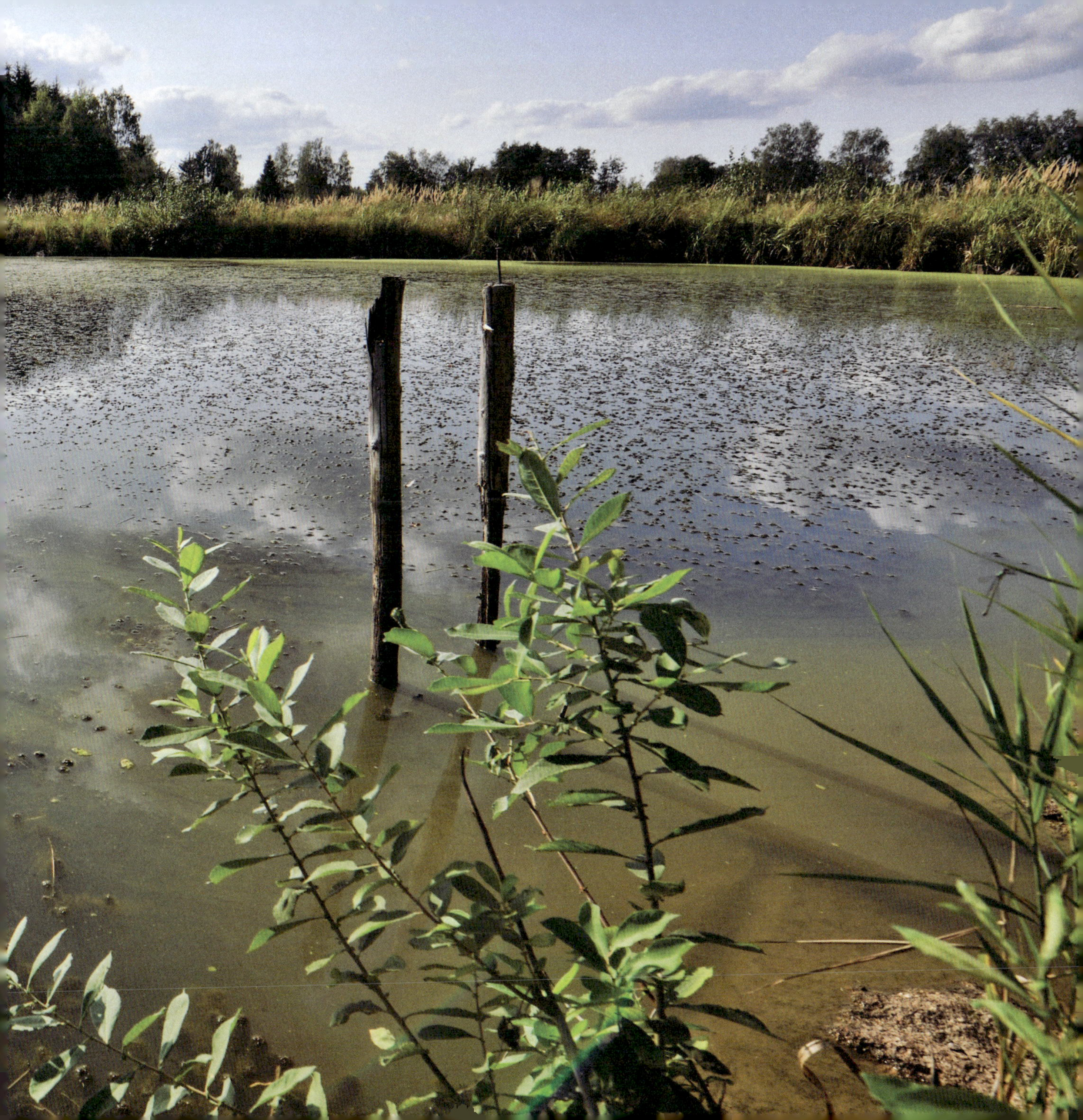

Inhaltsverzeichnis

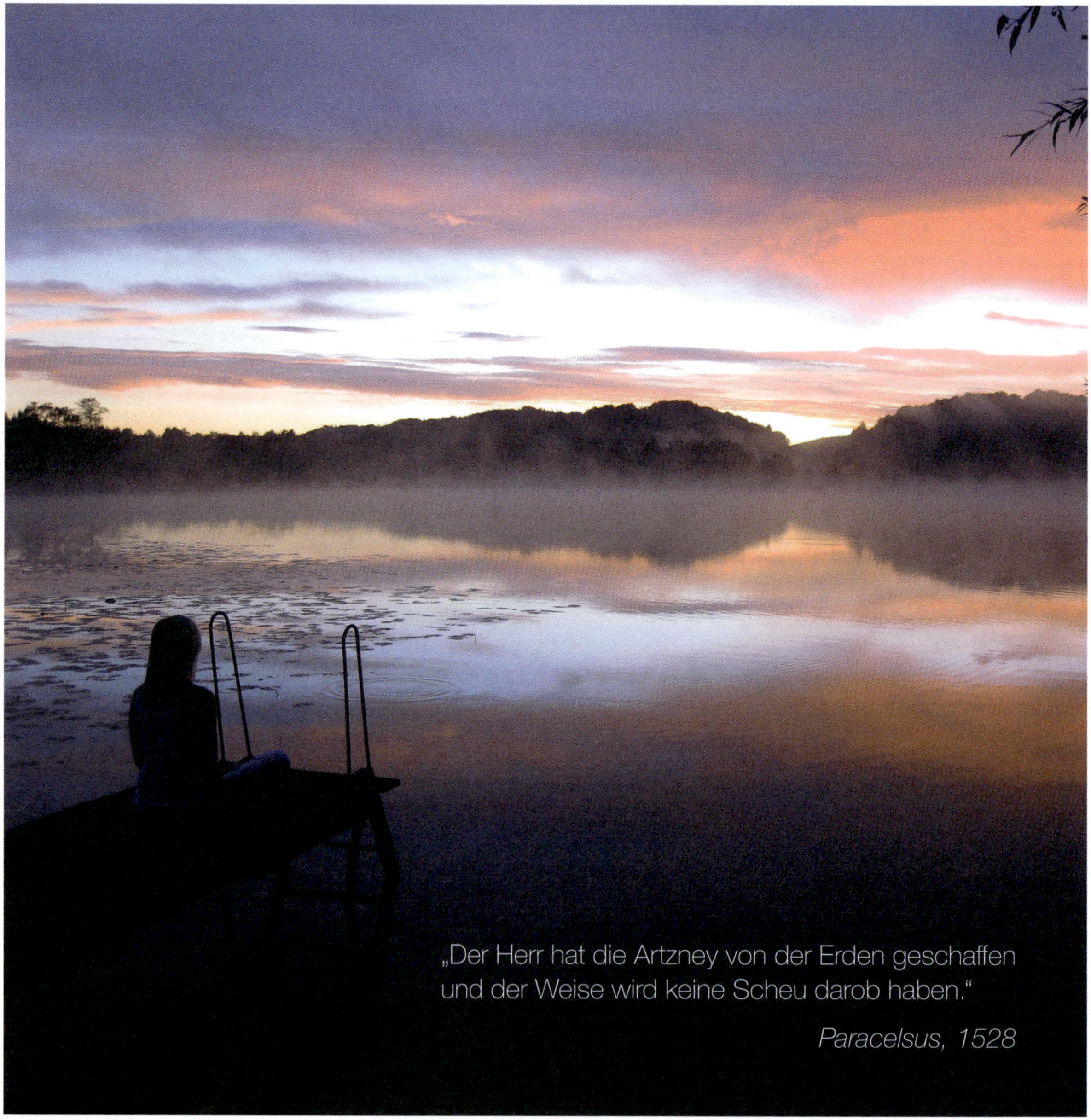
„Der Herr hat die Artzney von der Erden geschaffen
und der Weise wird keine Scheu darob haben."
Paracelsus, 1528

Vorwort

Das Licht der Abendsonne bricht sich in den goldbraunen Bäumen, und die Äste der Birken spiegeln sich in der dunklen Wasserfläche wider. Es ist ruhig und ich lausche dem aufregenden Gezwitscher der zahlreichen Vogelarten, die sich rund um die Moorteiche angesiedelt haben. Die Luft ist frisch und klar, und man hat das Gefühl, mit jedem Atemzug die Lunge mit doppelter Menge an Sauerstoff zu versorgen.

Der Platz ist am Weidmooser Moor im Salzburger Land, einem Teil von Europas größtem zusammenhängenden Hochmoorgebieten. Seit mehr als 30 Jahren wohne ich in dieser Region und spüre die Energie dieser fantastischen Landschaft auf eine eigene Art und Weise. Umgeben von kleinen Moorbadanstalten, war dieses Moorland schon vor 100 Jahren wirtschaftlich genutzt worden. Einerseits für den Torfabbau als Heizmaterial und andererseits als Badetorf für die Leiden der Bergarbeiter aus der nahegelegenen Braunkohlengrube.

Welche Widerstandskraft müssen Pflanzen wie der Sonnentau haben, um in diesem sauren, für Pflanzen ungeeigneten Lebensraum gedeihen zu können? Haben diese Kräuter und Gewächse Einfluss auf die Beschaffenheit des Torfes gehabt? Welche Wirkungsweisen haben Heilmoore? Je tiefer ich in die Beantwortung dieser Fragen tauchte, um so mehr stieg die Begeisterung rund um das Moor. Die einfache Fachliteratur war rasch gelesen und bald zu wenig, um die Lust an Erkenntnis rund um das Moor und seine Wirkungsweisen zu decken. Recherchen führten mich zu Kuranstalten und Ärzten, die sich mit dieser Materie beschäftigen. Bücher von Professor Otto Stöber, dem Gründer des Österreichischen Moorforschungsinstituts, oder die Dokumentationen vom Symposium der Deutschen Gesellschaft für Moor- und Torfkunde von Prof. Dr. Claus Goecke und Prof. Dr. Gerd Lüttig, die sich mit der Balneologie und den Wirkungsweisen der Torftherapie auseinandersetzten, füllen neben Erkenntnissen von Paracelsus meine private Bibliothek.

Mit dem Bewusstsein, „für jedes Leiden eine Pille“ zu haben, wuchs ich als Sohn einer Apothekerin in der Südsteiermark auf. Ungeachtet von wirksamen Alternativen einfach teure Medikamente über den Ladentisch zu schieben, das war mir schon als Kind nicht fremd. Pharmakonzerne, die Millionen in die Entwicklung von Präparaten stecken, schaffen unter Einbezug der Medien ein verzerrtes Bild von Gesundheit und Sicherheit. Mit Informationen über Krankheitswellen werden vorsorglich Medikamente in Millionenhöhe gekauft, um sie dann unverwendet wieder teuer zu entsorgen. In unserer wohlhabenden Gesellschaft wird das Gefühl vermittelt, sich alles kaufen zu können, auch Gesundheit und Schönheit. Immer neue Präparate kommen auf den Markt und versprechen eine noch bessere Wirkung als zuvor. In ärmeren Ländern, an denen die Pharmakonzerne aufgrund der Lebensumstände der Menschen weniger Marktinteresse haben, wird der Naturmedizin wesentlich mehr Bedeutung beigemessen. In den osteuropäischen Ländern sowie in Russland haben die Balneologie und die Moorheilkunde immer schon große Bedeutung gehabt. Zahlreiche Ärzte und Wissenschafter führten umfangreiche Studien durch und berichten über die weitreichende Heilwirkung von Torfpräparaten. Moortherapien haben dort nach wie vor einen festen Bestandteil in der Allgemeinmedizin.

Durch eine positive Veränderung unseres Umweltbewusstseins ist nun auch im reichen Europa ein Umdenken zu erkennen. Mehr Nähe zur Natur und zu ihren wertvollen Schätzen rückt auch das Moor wieder in den Blickpunkt. Heilmoorbäder und Moorpräparate erfreuen sich großer Beliebtheit und schaffen seit geraumer Zeit mitunter eine Renaissance altbewährter Heilmittel.

Die meisten Moorgebiete stehen heute unter Naturschutz und es ist nicht mehr so einfach, Moor in hoher Qualität für Mooranwendungen abzubauen. Um Moor für Heilverfahren anwenden zu können, sind hohe behördliche Auflagen zu erfüllen. Trotz dieser Hürden haben sich einige Kuranstalten diesen Herausforderungen gestellt und freuen sich mit ihren anerkannten Heilmooren über großartige Heilerfolge.

Torf und Heilmoor ist ein faszinierender Rohstoff meist aus einer Zeit, in der die Umweltverschmutzung noch kein Thema war, als die Luft sauber und die Pflanzen und Heilkräuter in einer unberührten Natur bestens gedeihen konnten. Über Jahrtausende konserviert in einer sauerstofflosen Masse, in der die für uns heute so wertvollen Inhaltsstoffe zur Verfügung stehen. Dieser hoch angereicherte Rohstoff ist ein Geschenk der Natur, wie er in heutiger Zeit nie wieder zu erlangen sein wird.

Fasziniert von diesem Schatz der Natur und seinen Wirkungsweisen entstand die Idee, einen Teil dieses Wissens in einem Buch zu sammeln. Die Auseinandersetzung mit dieser Materie hat mir im Laufe der vergangenen zehn Jahre nicht nur viele Erkenntnisse gebracht, sondern auch viele Freunde beschert. Das Vivea Gesundheitshotel von Bad Traunstein, das mit „Dr. Moor“ seine Heilmoorbehandlungen in den Mittelpunkt seiner Therapien stellt, war letztlich der Auslöser für dieses Buchprojekt.

Mit Dr. Hiltrud Oman fand ich eine hervorragende Sinnesgenossin und Autorin, mit der es gelang, gemeinsam diese Idee in die Tat umzusetzen und für deren Geduld ich mich an dieser Stelle herzlich bedanken möchte. Großer Dank geht auch an Dr. Wolfgang Seiringer und Dr. Magdalena Helmreich sowie an viele Freunde, die ihr Wissen für dieses Buch zur Verfügung gestellt und uns zu diesem Projekt immer wieder ermutigt haben.

Ich hoffe, Ihnen, geschätzte Leserinnen und Leser, die Wirkungsweisen des Moores mit diesem Buch etwas näherbringen zu können, und freue mich, wenn es manchen gelingt, mit diesem Naturheilmittel seine Lebensqualität zu verbessern. Wenn wir es schaffen, so manche Einnahme von Pillen zu überdenken und das Bewusstsein für Naturheilmittel etwas nachzuschärfen, dann hat dieses Projekt seinen Zweck erfüllt.

Wolfgang Hofer, Herausgeber März 2021

Einleitung

Eintauchen in die Welt des Moores oder Impressionen von einer Wanderung durch das Moor

Er ist erneuert worden, der hölzerne Steg, der wie ein braunes Band durch das Ibmer Moor führt, beidseits umsäumt von moosbewachsenem weichen Boden und grünen Farnen. Je weiter ich mich ins Moor begebe, desto weniger wird der Lärm der Straße von Hackenbuch nach Ibm, und eine wohltuende Ruhe breitet sich aus. Die Luft ist aber erfüllt von Vogelgezwitscher, dem Summen der Bienen, dem Gebrumme der Fliegen und dem Glucksen des klaren, aber dunkelbraun gefärbten Bächleins, das parallel zum Brettersteig fließt und diesen begleitet. Immer wieder finden sich auch kleinere, von Holzbalken aufgestaute Wasserflächen, Tümpel und Wasserlöcher, die von langen schmalen Blättern der Wasserlilien und hohen Sumpfgräsern durchzogen sind. Auf ihnen landen wiederholt Libellen, die in großer Zahl ihre Kreise ziehen. Wasserläufer kräuseln die ansonsten glatten Oberflächen der ruhenden Gewässer. Vereinzelt ist das Platschen eines ins Wasser springenden Frosches zu hören, Stimmen der wenigen anderen Moorwanderer sind jedoch selten. Viele kleinere Eidechsen überqueren den Holzsteg, fast lautlos taucht eine junge, schwarze Ringelnatter ins Wasser ein.

Unbarmherzig brennt die Sonne nieder und heizt das Moor auf, die sengende Hitze wird aber doch von den zahlreichen Moorfichten und Kiefergehölzen abgemildert. Allmählich ändert sich die Landschaft, sie „öffnet" sich mehr und mehr. Die Bäume und Sträucher werden niedriger, immer öfter sind Haine von Birken zu sehen. Haben anfänglich Kolonien von Heidelbeeren, auch Himbeeren und dazwischen wachsendem Erika den Holzsteig begleitet, so finden sich nun überall Gruppen von Sonnentau. Aber erst bei genauerem Hinsehen sind die sternförmig angeordneten länglichen Stielchen mit ihren paddelförmigen Ausläufern und den rotgefärbten, taubenetzten Fangärmchen dieser Pflanzen zu erkennen. Jetzt kommt auch die Sonne mehr durch, die feuchte Wärme nimmt zu und breitet sich aus. Zunehmender Schilfbewuchs kündet vom nahenden Seeleitensee und von weitem wird das Geschnatter von Enten vernehmbar. Die Vegetation ist nun auch eine andere. Heidekraut, Moosbeeren, Scheidiges Wollgras und Torfmoose prägen diesen Teil der Moorlandschaft.

Den Höhepunkt der Wanderung bildet aber eine Stelle etwa zur Hälfte des Wanderweges, die zum „Moorbaden" einlädt. Hier findet sich ein Moorschlammloch in Dreiecksform, in dessen Mitte ein griffiger Holzpflock steckt, der dem Badegast Schutz und Haltehilfe gewährt. Wenige Meter davon entfernt gibt es im sogenannten „Wasserloch" – einer Stelle mit klarem, dunkel gefärbtem Wasser – die Möglichkeit, sich vom Moorschlamm wieder zu befreien. Eine kleinere Bretterpritsche bietet sich hier zum Einstieg an.

Die Moorbadestelle wurde offensichtlich schon öfters von Badenden benutzt, und so nehme auch ich die Herausforderung an, mich mit Badehose bekleidet auf den trüben Moorschlamm einzulassen und in die Welt des Moores einzutauchen. In der Hoffnung, es würde nicht allzu tief sein und es würde einen festeren Boden geben. Und in der Tat, mit Gurgeln und Glucksen versinken meine Füße in breiigem Moor, allerdings nur bis zur Hüfte, und ich spüre dann einige dünnere Holzzweige unter den Fußsohlen. Damit fühle ich schon mehr Sicherheit aufkommen und vertraue auch meinen restlichen Körper dem schlammigen Nass an, das den Bauch und die Brust bis zum Hals sanft einhüllt. Ich sitze schließlich wie in einem weichen Fauteuil und versuche loszulassen und die Szenerie zu genießen. Zunehmend entspannen sich meine Muskeln und ich fühle mich vom Moor gehalten und getragen. Diverse Frösche beäugen mich argwöhnisch dabei, aber wir finden doch eine Form gegenseitiger Akzeptanz.

Friede und Ruhe gewinnen in mir die Oberhand, und auch um das Schlammloch herum herrschen Friede und eine ruhige, beschauliche Atmosphäre. Gelegentlich werde ich in der Tiefe von kleinen Käfern berührt, die von der Mooroberfläche abtauchen, um auf Erkundungstour zu gehen. Ab und zu steigen perlende Luftblasen meinen Körper entlang auf. Der Moorschlamm präsentiert sich überraschend kühl, was für diesen Sommer sehr wohltuend und erfrischend ist. Vermutlich wird das Loch von tieferen Wasserquellen versorgt.

Allmählich macht sich in mir das Bedürfnis breit, das Breibad wieder zu beenden. Bedingt auch durch den Besuch zahlreicher Bremsen, die wiederholt meinen Kopf und Hals umkreisen und sich beizeiten auf mir niederlassen. Etwas schwerfällig gelingt es, mich auf den Holzsteg hinaufzuziehen, um in ein etwas noch kühleres Wasserloch zur Reinigung umzusteigen. Was von diesem Abenteuer bleibt, ist ein Gefühl inneren Glücks, mich in den Schoß von Mutter Natur begeben zu haben, und die Freude darüber, dass unsere Erde vielerorts die Möglichkeit bietet, heilsame Naturbegegnungen zu erleben.

Dr. med. Wolfgang Seiringer März 2021

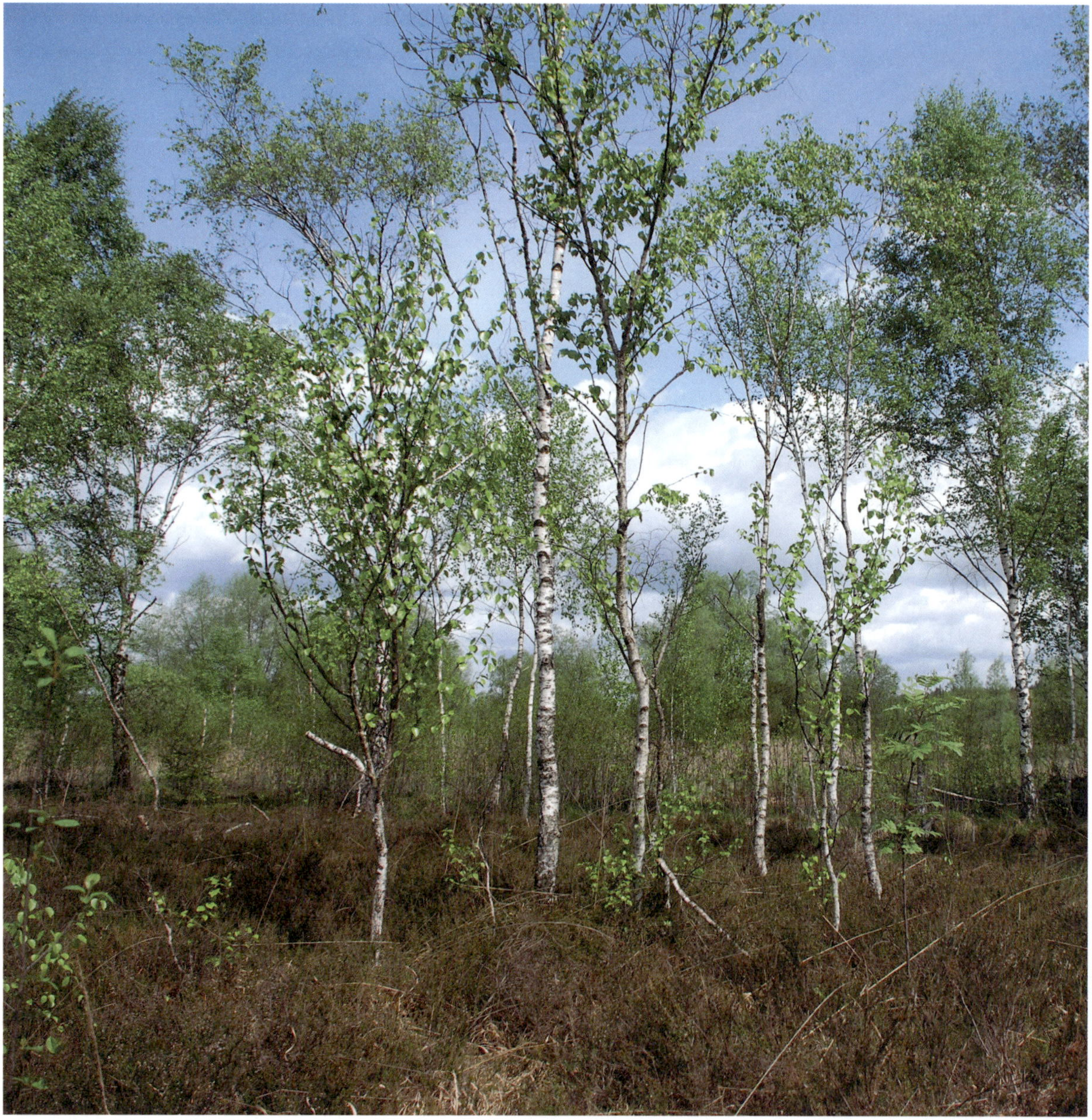

Dr. Hiltrud Oman

Die Neuentdeckung der Moore

Zurück zur Natur

Im ausgehenden 20. Jahrhundert wurden vielerorts nach dem industriellen Ausschöpfen von Ressourcen zahlreiche wirtschaftlich genutzte Moorareale stillgelegt. Es etablierte sich ein neues Umweltbewusstsein, vor allem durch die damals aufgekommene, gesellschaftspolitisch aktive Grün-Bewegung. Der Lebensraum Moor fand als wertvolles Naturreservat wieder entsprechende Beachtung. Neue Natur- und Artenschutzkonzepte erklärten die klimatische und ökologische Unverzichtbarkeit von intakt gehaltenen Mooren und unternahmen alles, um zu retten, was möglich war. Diesen Verteidigern der Natur verdanken wir, dass wir heute zahlreiche renaturierte beziehungsweise revitalisierte Naturschutz- und Moorgebiete vorfinden. Auch wenn sie meist nur „Secondhand"-Moore darstellen, genießen wir sie als attraktive Erholungsräume und nutzen sie gleichermaßen als heilende Quellen für unsere Gesundheit.

Das Moor als Erholungsgebiet wird wieder richtig „in": Auf seinen Pfaden begegnen sich immer häufiger naturinteressierte Wanderer, die auch einiges über die Eigenschaften der Moore und seiner Bewohner wissen. Dementsprechend findet die touristische Erschließung der Moorlandschaften großen Anklang. Im Abseits der weitläufigen revitalisierten Moore finden sich vereinzelt noch einige wertvolle „Restmoore", die ihre Ursprünglichkeit zu erkennen geben. Verborgen dienen sie Naturforschern wie Geologen, Botanikern, Ornithologen. Allerdings bedeuten sie nach wie vor für Chemiker interessante Herausforderungen, speziell in Hinblick auf die Gesundheit des Menschen.

Darüber hinaus lässt sich im Handel, zumindest im deutschsprachigen Raum, aktuell eine steigende Zahl an informativer Literatur zum Thema und attraktiven Moorprodukten beobachten. In Naturläden, Apotheken und Reformhäusern werden vermehrt therapeutische Moormittel für Gesundheitspflege und Wellness angepriesen, bis hin zu kostbaren Moorkosmetikprodukten.

Erlebnisraum Moor

In etlichen botanischen Gärten wird heute Besuchern die Möglichkeit geboten, erstmalig durch eine kleine Mooroase mit den typischen Pflanzen schreiten zu können. Die allbekannten Moose werden von Heidegräsern, Seggen, Binsen und Baumarten wie Schwarzerle, Faulbaum, Moorbirke und Kiefer überragt. Dieses visuelle Erlebnis wird übertroffen, wenn man nach Schritt und Tritt den nachgebenden Boden glucksen und matschen hört, ein kurioser Vorgeschmack für das echte Moorerlebnis. Im Moor des Frühlings betören die grellen Farben der sich aus der Staunässe frisch erhebenden Moose und der sich öffnenden Blattknospen an Büschen und Bäumen. Im Herbst dagegen erzeugt der Nebel im Moor eine mystische, für viele Menschen gar unheimliche Kulisse, die Farben reduzieren sich auf Hell und

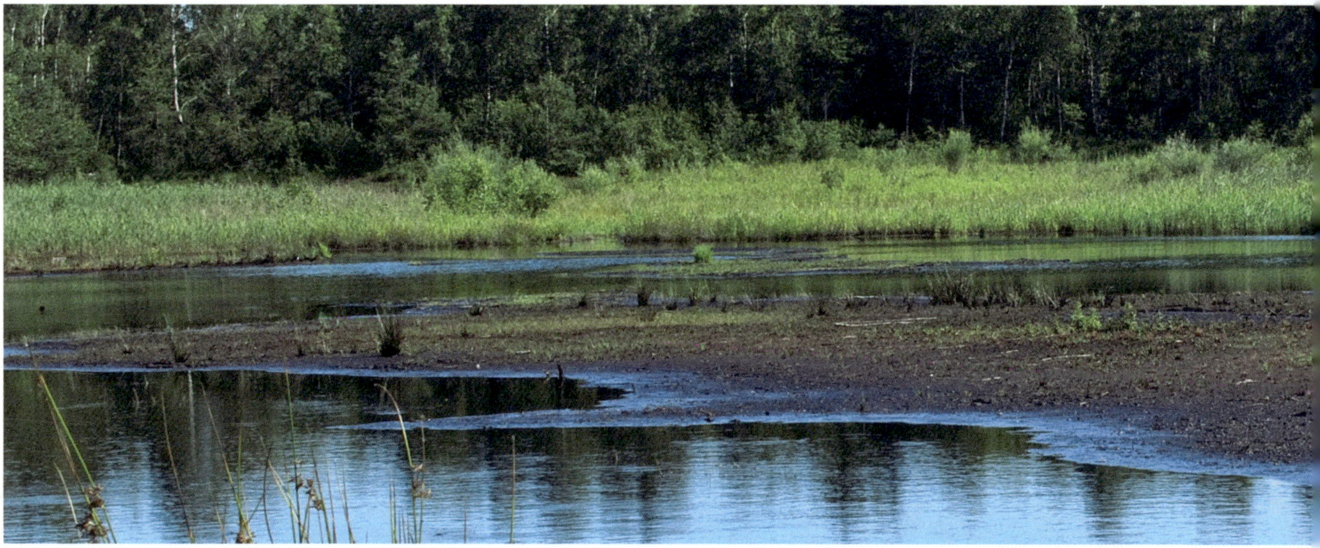

Dunkel. Geradezu gespenstisch könnte es werden und uns die Gänsehaut aufziehen, wenn wir uns die Verszeile „O schaurig ist's, übers Moor zu gehen“ von Annette von Droste-Hülshoff (1797–1848) in Erinnerung rufen. Doch Flora wie auch Fauna spiegeln in den Mooren ein Stück unerreichbare Wildnis, die uns Menschen eine starke Urkraft der Natur spüren lässt. Wer eine so urig wirkende Moorlandschaft durchwandert, mag hin und her gerissen sein zwischen Unheimlichkeit und der gleichzeitig vorherrschenden Schönheit, die von strahlenden Moorbirken und vielen anderen, seltenen, im Moor beheimateten Pflanzen ausgeht. Sie verlocken den Wanderer sich zu nähern, während der weiche, tiefschwarze Torfboden ihn gemahnt, nicht weiter vorzudringen, um sich nicht der Gefahr des Versinkens auszusetzen.

Die herbe Schönheit des nacheiszeitlichen Lebensraumes Moor wirkt beruhigend, seine würzige Luft zugleich erfrischend und entspannend – die beste Voraussetzung, um uns neugierig zu machen auf seine faszinierende Vegetation. Über Jahrtausende entfaltete sie heilkräftige Stoffe, die den Lebewesen Mensch wie auch Tier so guttun. Die auf Moorböden sprießenden Pflanzen bilden ausgewogene „Lebensgemeinschaften“. Durch die Vergesellschaftung haben sich im Lauf der Zeit und in großer Harmonie organische Stoffe entwickeln können, die von medizinisch-therapeutischer Bedeutung sind. Dass Moor heilen kann, ist auch heute noch landläufig bekannt.

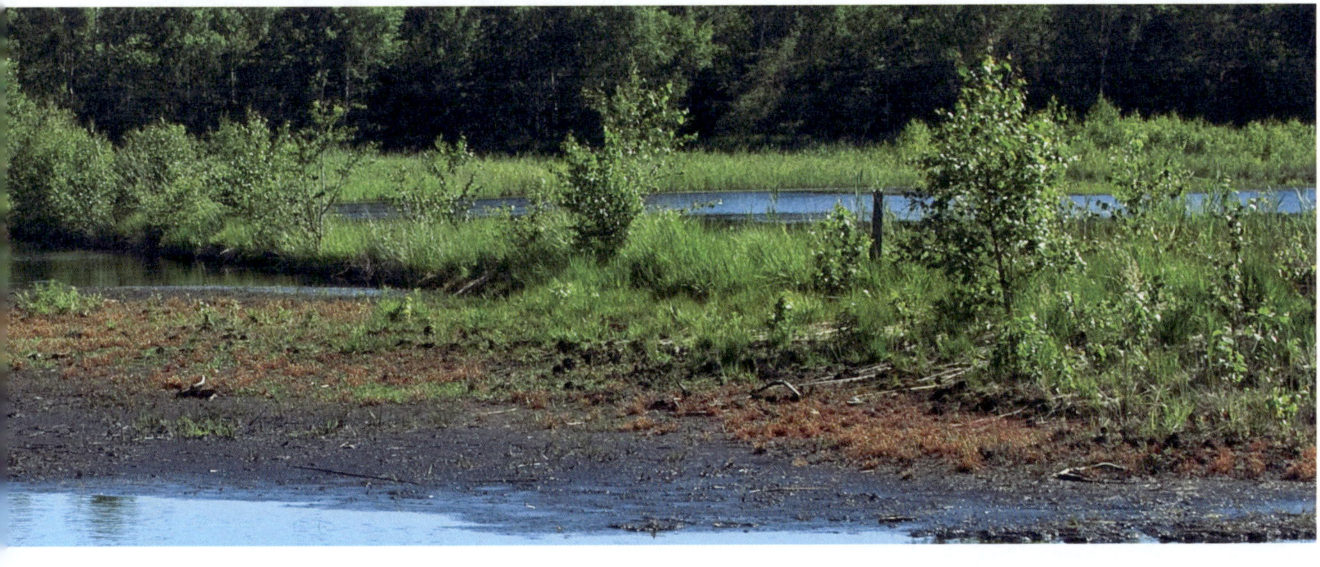

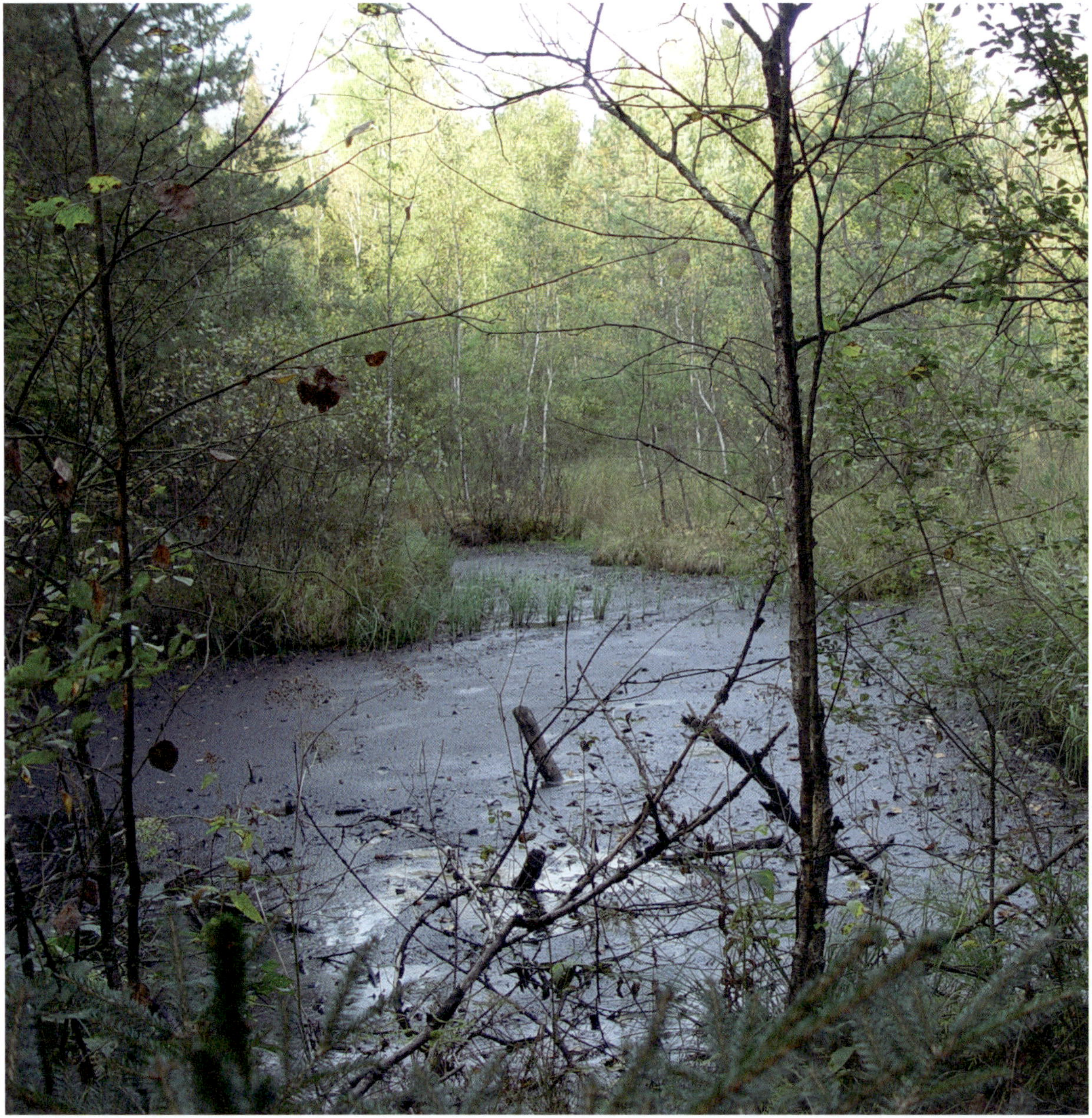

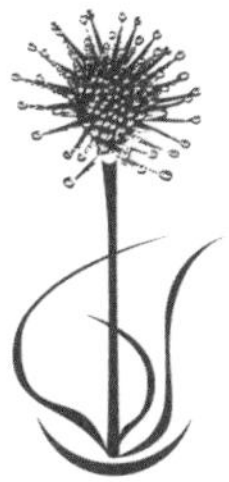

Entstehung und Nutzung

Moor – was ist das?

Moore stellen einzigartige Lebensräume für eine spezielle Pflanzen- und Tierwelt dar. Sie kommen überall dort auf der Erde vor, wo das Zusammenspiel von Erde und Wasser einen dauerhaft wassergesättigten Landstrich entstehen lässt. Sein einzigartiges Ökosystem lässt auf Moorböden vorwiegend niedrige Pflanzen sprießen. Die meisten Moore sind großflächig von wurzellosen und torfbildenden Moosen wie auch von typischen Moorpflanzen wie Moorbirken, Moorkiefern, Latschen, Seggen, Faulbaum, Besenheide, Wollgras oder Sonnentau in Hochmooren bewachsen. Nach Ende ihres Wachstums knicken sie ein und tauchen ins Wasser, wo ihnen zum vollständigen Vermodern der Sauerstoff fehlt. Daher bleiben pflanzliche Überreste in den Wasser- und Feuchtgebieten zurück, sie können nur verzögert abgebaut werden und bilden sich um zu Torf.

Moore stellen sich – ökosystemisch betrachtet – als Natur- und Landschaftskomplexe dar, die einerseits von Wasser gefüllt sind und andererseits eine Torfablagerung von wenigstens 30 bis 40 Zentimeter aufweisen. Die Torfschichten können aber auch bis in eine Tiefe von etwa zehn Metern reichen. Das Moorwachstum ist nach oben, himmelwärts gerichtet.

Bedauerlicherweise zählen Moore heute zu den gefährdeten Landschaftstypen. Zu viele Entwässerungsmaßnahmen wie auch landwirtschaftliche Nutzung von Moorarealen verdrängen die typischen Pflanzengesellschaften, über die sich das Moor definiert. Dadurch geht die Ursprünglichkeit des Moores verloren. Unsere heimischen Moorlandschaften bergen Böden, die sich vor drei-, vier- bis zu zehn- oder zwölftausend Jahren, nach dem Abschmelzen der letzten Eiszeitgletscher, millimeterweise durch kostbare Torfschichten aufgebaut haben. Die Entwicklung von Pflanzen zu Torf war nur möglich, weil sich die betreffenden, nacheiszeitlichen Areale durch viel (Regen-)Wasser speisen konnten. Diese nassen Landstriche wurden früher von Menschen gemieden, Ansiedelungen fanden nur auf festen Böden statt. Doch gerade die Abwesenheit des Menschen im Moor hat es überhaupt ermöglicht, die dort wachsenden Pflanzen ihrem natürlichen Stoffwechsel zu überlassen, wodurch der Umwandlungsprozess von Pflanzen zu Torf garantiert war. Die Voraussetzung, dass Natur ohne den Eingriff des Menschen wachsen und überdauern kann, bringt das Gedeihen eines einzigartigen Bodens hervor, der die Kraft und die Qualität hat, Tiere (seit jeher) wie auch Menschen bei Heilungsprozessen zu unterstützen. Schon die Römer haben Torf gestochen und wussten ihn zu nutzen.

Der Moorboden ist schwarz, weich und wackelig. Unterm Gehen gibt er nach und fühlt sich instabil an. Das liegt auch daran, dass er aus unzähligen, mancherorts abertausenden Torfschichten besteht. Eine Lage Torf erreicht höchstens einen Millimeter und hat ein Jahr gebraucht, um sich zu bilden, sofern die Wasserversorgung ausreichend und etwa gleichmäßig erfolgte. In zu heißen und vor allem trockenen Sommern gelingt dies nicht.

Moorböden haben die charakteristische Eigenschaft, sehr feucht und teils sogar wässrig zu sein. Sie erwärmen sich nur langsam, können aber die Wärme lange bewahren. Wenn die Luft erkaltet, kommt es im Moor deshalb schnell einmal zu Nebelbildungen. Dieses torfbezogene Verhalten von Wärmedampf in der Luft (wie auch im Wasser) spielt bei Moorbehandlungen eine ähnliche Rolle. Der erwärmte Torfbrei für die Moorpackung oder für das Moorbad hält die Wärme lang und gibt sie nur ganz langsam ab. Dieser thermostatische Effekt wird in der Moorkur zur Verbesserung des körperlichen Zustands genutzt.

Boden, Klima und Wasser regeln die Moortypen

In Europa gibt es verschiedene Moortypen, je nach Bodenbeschaffenheit, Klima und Wasserqualität. Aus ökologischer Sicht wird in erster Linie zwischen Nieder- und Hochmooren unterschieden. Das Abschmelzen der jüngsten eiszeitlichen Gletscherzungen geschah vor etwa 17.000 Jahren. Dort, wo eiszeitliche Tonablagerungen sich mehr und mehr verdichteten, wurde das Absickern von Regenwasser langfristig blockiert. Die Gewässerflächen wurden weiterhin von Niederschlagswassern gespeist, Hochmoore entstanden. Sie enthalten kaum Mineralstoffe. Ihr pH-Wert ist nieder (±3,5) und sauer, wobei die

Skala von 0 (= sehr sauer) bis 14 (= basisch) reicht. Ein pH-Wert von 7,2 gilt als neutral und bedeutet reines, basisches Gewässer. Zum Vergleich: Der pH-Wert des Blutes liegt im Durchschnitt bei 7,4. Darüber oder darunter liegende Werte stehen für ein zu saures oder zu basisches Blut. Die kalkreichen und meist seichten Niedermoore hingegen entstehen durch Verlandung von Gewässern, ihr Wasserkörper wird häufig vom mineralhaltigen Grundwasser durchströmt. Daher bieten sie den Pflanzen einen nährstoffreichen Untergrund. Der pH-Wert in Niedermooren liegt zwischen 4,8 und 6,4 und darüber, also wenig sauer bis basisch neutral.

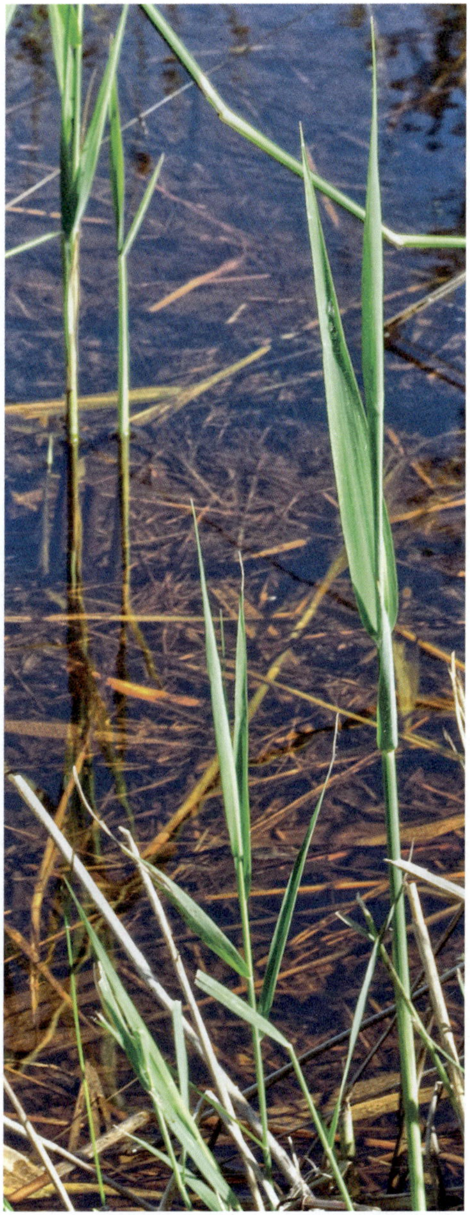

Moor konserviert Pflanzen und ihre Inhaltsstoffe

Wenn Pflanzen im Moor vergehen, fallen sie zurück in den wassergesättigten Moorboden, wo sie nicht faulen können, da das Moorwasser so gut wie keinen Sauerstoff enthält, der für die Zersetzung notwendig wäre. Dadurch werden die Wirkstoffe der Pflanzen und Heilkräuter in Form eines Restzustands im Moorboden konserviert. Dieser Vorgang wiederholt sich jahrein, jahraus. So häuft sich der wertvolle, abgestorbene Pflanzenrest an, bis er zu einer festeren Schicht wird, worauf sich erneut Pflanzen ansiedeln. Nach unzähligen Jahren bildet sich durch Pflanzenwachstum, stoffliche Umwandlung und Konservierung eine Oberfläche aus Torf. Der lebende Torf-Moorboden wächst pro Jahr durchschnittlich nur einen Millimeter. Die Torfschichten, die heute in den Mooren lagern, haben sich in Hunderten und Tausenden von Jahren nach oben aufgebaut.

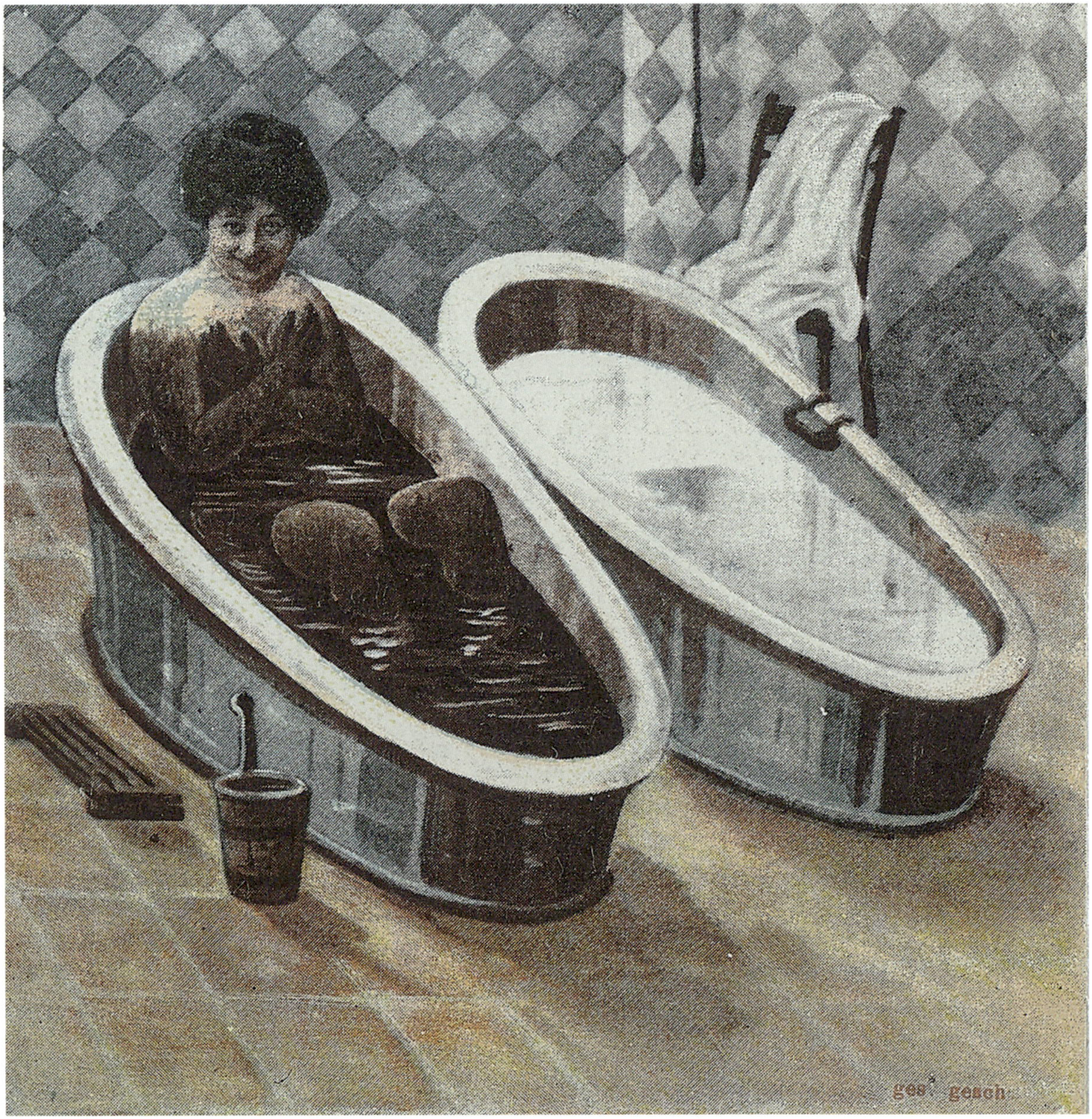
ges. gesch

Der Moor-Effekt auf die Gesundheit

Baden im Moor, eine uralte Tradition

Die Tradition der therapeutischen Badekultur geht auf uraltes Wissen über das Wirken von Naturheilmitteln zurück. Das Baden im Moor, wie auch in Heilwassern und Erdschlamm[1], betreiben die Menschen schon seit Jahrhunderten. Während die Römer im ersten Jahrhundert nach Christus bereits Gicht und Rheuma mit Erdschlämmen behandelten, wussten die Menschen im Mittelalter die „schwarzen Erden" zu nutzen. Sie setzten sie zum Desinfizieren von Wunden ein und ließen Hautschäden damit abheilen. Mit der Zeit wurde das Moor zur gesundheitlichen Nutzung anerkannt, vor allem durch das Kurieren in Moortümpeln. Die Erfahrungen über Anwendung und Wirkung von Moor wurde aber fast nur mündlich überliefert, bis ein großer Naturheiler kam.

Der weltberühmte Arzt, Alchimist und Mystiker Theophrastus A. Bombastus von Hohenheim, genannt Paracelsus (geb. 1493 im Kanton Schwyz – gest. 1541 in Salzburg) gilt als renommiertester Pionier der Bäderkunde. Er schrieb Naturbädern eine große Heilwirkung zu. Seine viel zitierte Schrift „von den natürlichen bedern", das sogenannte „Bäderbüchlin", stellt aus heutiger Sicht die erste balneologische[2] Publikation dar. Darin erklärt Paracelsus die Zusammensetzung und Wirkung von Thermal- und Heilquellen und gibt die Empfehlung ab, das Moor als sehr wirksamen Behandlungsstoff, etwa bei „entzündlichen Prozessen" wie Rheuma, einzusetzen.

Paracelsus beobachtete Menschen, wie sie von Moorteichen („tümpf") das Moorwasser tranken oder flüssiges Moor zu sich nahmen. Er kommentierte, dass es ihnen guttat, so zog es ihnen etwa das Fieber aus und wirkte auch appetitanregend.

Um 1525 notierte Paracelsus, dass er letztlich aus seinen eigenen Kur-Erfahrungen, die er „in einem gemös“ der „Veste Neydhärding“ (Neydhartinger Moor in Oberösterreich)[3] gemacht hatte, sein Grundlagenwissen zog. Daraus entwickelte er seine wichtigste These, die „Quinta Essentia“ – die Erkenntnis, dass die reine Natur (Stoff und Glaube) dem Menschen am besten helfen könne, da reine Natur als Arznei wie eine Urkraft wirke. In seinem Werk finden sich auch Aufzeichnungen über die positive Wirkung von Moorauflagen.

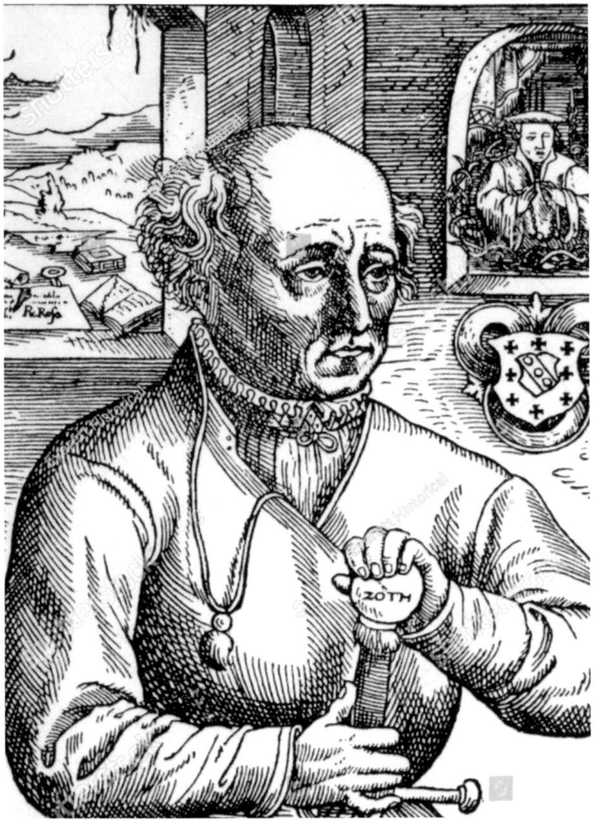

Theophrastus Bombast von Hohenheim, genannt Paracelsus, gest. 1541 in Salzburg

Die Gründung von Bädern in den Mooren

Um 1800 entwickelte sich der Trend, Entwässerungen an moosig-nassen Urlandschaften durchzuführen, um einen größeren landwirtschaftlichen Nutzen aus den Mooren zu ziehen. Gleichzeitig kam – auf altes Wissen bauend – die neue Form der Körperkultur auf: der Genuss eines Moorbades als Kur. 1793 wurde unter Kaiser Franz II. erstmals eine Kuranstalt an einer Heilquelle gegründet. Die legendäre „Franzensquelle“ wurde gefasst und ging als das prominente „Franzensbad“ in Tschechien in die internationale Geschichte der Heilbäder ein. Seine Wirkung fand große Beachtung bei hochadeligen Kurgästen aus ganz Europa. Vom Bad aus wanderten die Gäste auf Stegen in das nahe Moorgebiet. Die altösterreichische Schriftstellerin Marie von Ebner-Eschenbach (1830–1916), die um 1900 als „Grande Dame“ der deutschsprachigen Dichtung galt, beschreibt das Moorbad in ihren 1858 verfassten „Franzensbader Briefen“ wie folgt:

„Der gerade Weg, den ich mir vorgezeichnet, führt – wohin glauben Sie? – ins Moorbad, die merkwürdigste von Franzensbads Merkwürdigkeiten. Ein solches Moorbad ist Ihnen das köstlichste Ekelhafte, das Sie sich denken können. Sie treten in eine helle, hohe, geräumige Badestube mit anderthalb Eingängen; durch den ganzen halten Sie, wie natürlich, selbst Ihren feierlichen Einzug, der halbe (so genannt, weil er nur eine halbe Menschenhöhe hat), verschließt sich die Geheimnisse einer anderen Welt, der Moorwelt, die sich hinter ihm mit allen ihren Wundern entfaltet. Plötzlich wird er aufgetan, und herein rollt – sie glauben durch Zauberei … eine schwarze, fast bis an den Rand mit dicker, dunkler Moorsauce gefüllte Wanne.“[4]

Sie fragte die „Moorkobolde“ (= Moormeister, die ihr wie Moorgeister erschienen) nach der Temperatur der „Moorsauce“: Es waren 26° C, festgestellt an einem „gewaltigen, in Holz gefassten Thermometer“. Die Russen aber, merkt sie spitz an, würden auch ein Moorbad von nur 15° C nehmen.

Nach etwa 20 Jahren entstand hier eines der ersten modernen Moorbäder in Europa, das vorwiegend Frauen nutzten. Es ist das bis in unsere Tage berühmte „Marienbad“ im heutigen Böhmen. Sogar Goethe besuchte es im Jahr 1820. Damals wurden Moorbäder zur Heilung rheumatischer wiewohl auch anderer Leiden verabreicht.

Körperkultur und Kuren – neue Quellen des Wohlergehens

Im Lauf des 19. Jahrhunderts trugen unzählige Menschen zum Aufschwung der bürgerlichen Bade- und Sommerfrische-Kultur bei. Sie genossen es, den Körper ganz bewusst in Heilbädern und an Heilquellen zu stärken, chronische Beschwerden zu lindern oder gar Schmerzen zu heilen.

Mit der Zeit vergrößerten sich die Erfahrungsschätze und das Wissen darüber, dass eine Moorbadkur den menschlichen Körper zum Entschlacken anregt. Gleichwohl setzt ein Reinigungsprozess ein und mehr noch, Seele und Geist können mit dieser Behandlungsart in eine neue und gesunde Balance gebracht werden. Der Entspannungsfaktor im Moorbad wirkt sich sehr begünstigend aus, weil der Körper durch die chemisch-physikalische Einwirkung des Torfes fühlbar leichter wird und unter Wasser in einen Schwebezustand gerät. Dies entlastet spürbar Gelenke und Gliedmaßen. Heute können wir Moorbadkuren in öffentlichen Kurhäusern in Form von Voll- oder Teilbädern in Anspruch nehmen. Es werden aber auch Mooranwendungen in ganz kleinen, privat-bäuerlichen, geradezu intimen Kurstätten angeboten, die oft am Rande eines kaum bekannten, jedoch sehr tauglichen Moores angesiedelt sind.

Seit Jahrzehnten werden die üblichen moortherapeutischen Anwendungen und das Erfahrungswissen darüber von interdisziplinär[5] arbeitenden Experten überwacht, gestützt und erweitert. Es gibt internationale Symposien und Schriften, in denen sich Geologen, Chemiker, Fach- und Allgemeinmediziner und andere wissenschaftlich dazu austauschen.

In Österreich existieren eine Reihe namhafter Moorbäder und Kurhäuser, die Moortherapien anbieten. Dank ihrer gesundheitsbewussten Betriebsführung liegen sie im internationalen Spitzenfeld. Auch die Heilqualität der österreichischen Moore, mit deren Heiltorfe Kuren praktiziert werden, zählen zu den

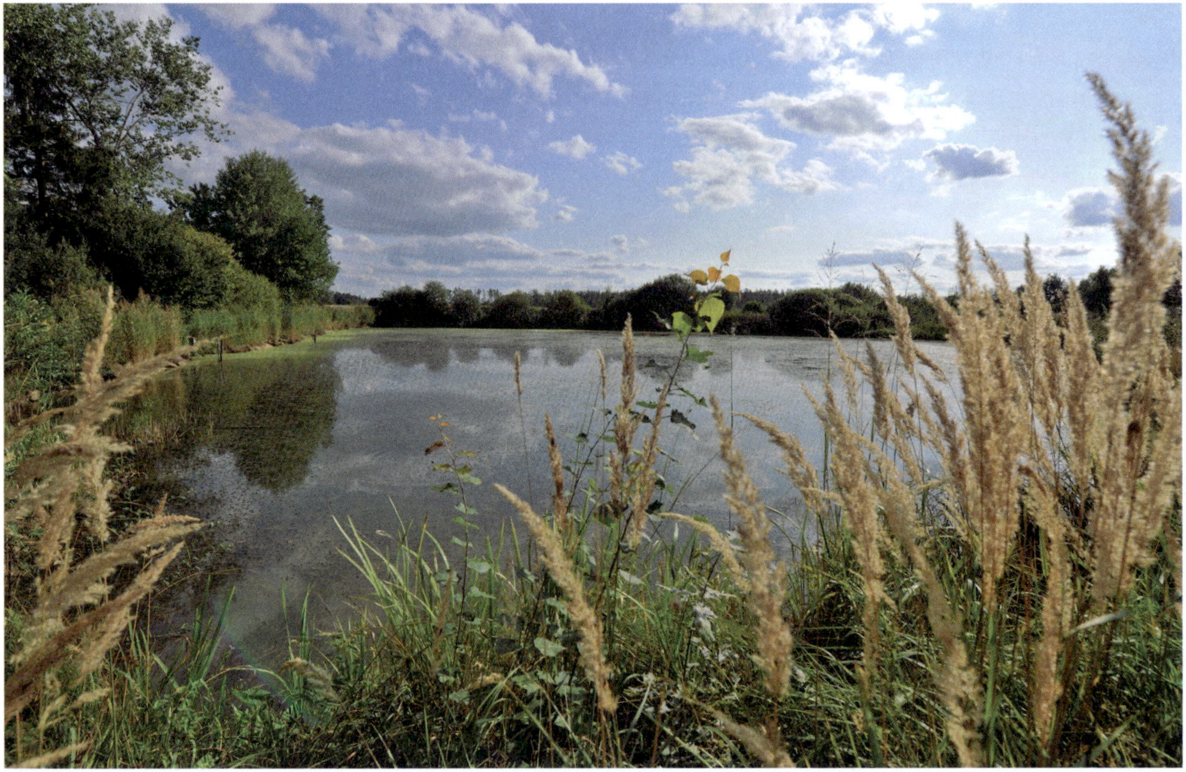

besten im internationalen Vergleich. Als eine wärmstens zu empfehlende Adresse kann das Vivea Gesundheitshotel Bad Traunstein genannt werden, wo die therapeutischen Anwendungen ganz bewusst nach „Dr. Moor“ erfolgen.

Das Waldviertel ist der österreichische Landstrich mit den meisten Hochmooren. Sie entstanden durch Verlandung oder Versumpfung entlang der mitteleuropäischen Hauptwasserscheide zwischen Nordsee und Schwarzem Meer. An Moore gebundene Orte wie Heidenreichstein und Harbach sind wohlbekannt, in der Nähe liegen das Haslauer Moor, das Altmeloner und das Spielberger Moor, um nur die größten zu nennen. Der idyllische Ort Bad Traunstein liegt auf einer Anhöhe[6] im Herzen des romantischen Waldviertels. Eine Aussichtsplattform an der Spitze bizarrer Steinformationen bietet einen wunderbaren Rundblick in die hügelige Umgebung. Im Juli leuchtet das satte Rot unzähliger Mohnfelder aus dem Grün hervor. Der Anbau von Mohn hat dort schon seit dem 13. Jahrhundert Tradition, und Mohn zählt quasi zu den Grundnahrungsmitteln. Die Gegend ist bekannt für eine Fülle an köstlichen Rezepten mit Mohn. An die Hänge der grünen Kuppen schmiegen sich zahlreiche Weiler und kleine Dörfer, die von der Plattform gut mit freiem Auge erkennbar sind. Der Rundblick bietet niederösterreichische Naturlandschaft pur, während der Wind erfrischend durch die aufsteigenden, bunten Gassen streift.

Unweit vom geografischen Standpunkt Bad Traunstein mit seinen typischen, ganz unerwartet aus den Wiesen- und Waldböden herausragenden, gigantischen, gar mystisch anmutenden Granitblöcken überrascht die parallele Existenz einzelner kleiner Hochmoore. Das sogenannte Haselberger Moor liegt im Gemeindegebiet. Was für unfassbare Gegensätze: Die harten Schottergesteinsschichten treffen abrupt auf die weichen, dunklen Torfschichten.

In so mancher hier vorkommender Senke, deren Ausdehnungen in meist gut überschaubarer Größe verlaufen, sammelte sich über einen langen Zeitraum vor rund 10.000 Jahren das Niederschlagswasser. Das Versickern in den Boden war nicht möglich, da der Grund der Senken aus wasserundurchlässigen Schichten von eiszeitlichen Tonen besteht. Erst unter diesen Schichten liegt das Grundwasser.

Durch unzählige Jahre sammelte sich hier das Regenwasser infolge ausreichender Niederschlagsmengen und eher kühleren Temperaturen. Die kleinen Moore hier weisen einen relativ hohen Wasserstand auf, sind teils von schmalstämmigen, 150 Jahre alten Fichten bewachsen. In den unteren Torflagen finden sich Rindenstücke und Holzreste von den moortypischen Laubgehölzen wie Birken und Föhren.

Im Zuge der Errichtung des Vivea Gesundheitshotels in Bad Traunstein wurden dem kleinflächigen Haselberger Moor Bodenproben entnommen. An einer der österreichischen Universitäten wurde die Tauglichkeit dieses Torfes in Hinblick auf therapeutische Anwendungen überprüft. Dem medizinisch-balneologischen Gutachten zufolge weist der krümelige, dunkelbraun bis schwarz erscheinende Torf einen Huminsäuregehalt von 5,7 Prozent und ausreichend organische Substanzen auf. Mit diesen optimalen Voraussetzungen wurde der Haselberger Torf als Heilmoor anerkannt und kann zur therapeutischen Verwertung herangezogen werden. Um den Torfbestand nicht zu plündern, kümmert sich der Eigentümer um die Rückführung des abgebadeten Torfes, das heißt, die durch den Anwendungsgebrauch verflüssigte Moormasse wird in ein eigenes Torfsammelbecken zum langfristigen Wiederaufbau geschüttet.

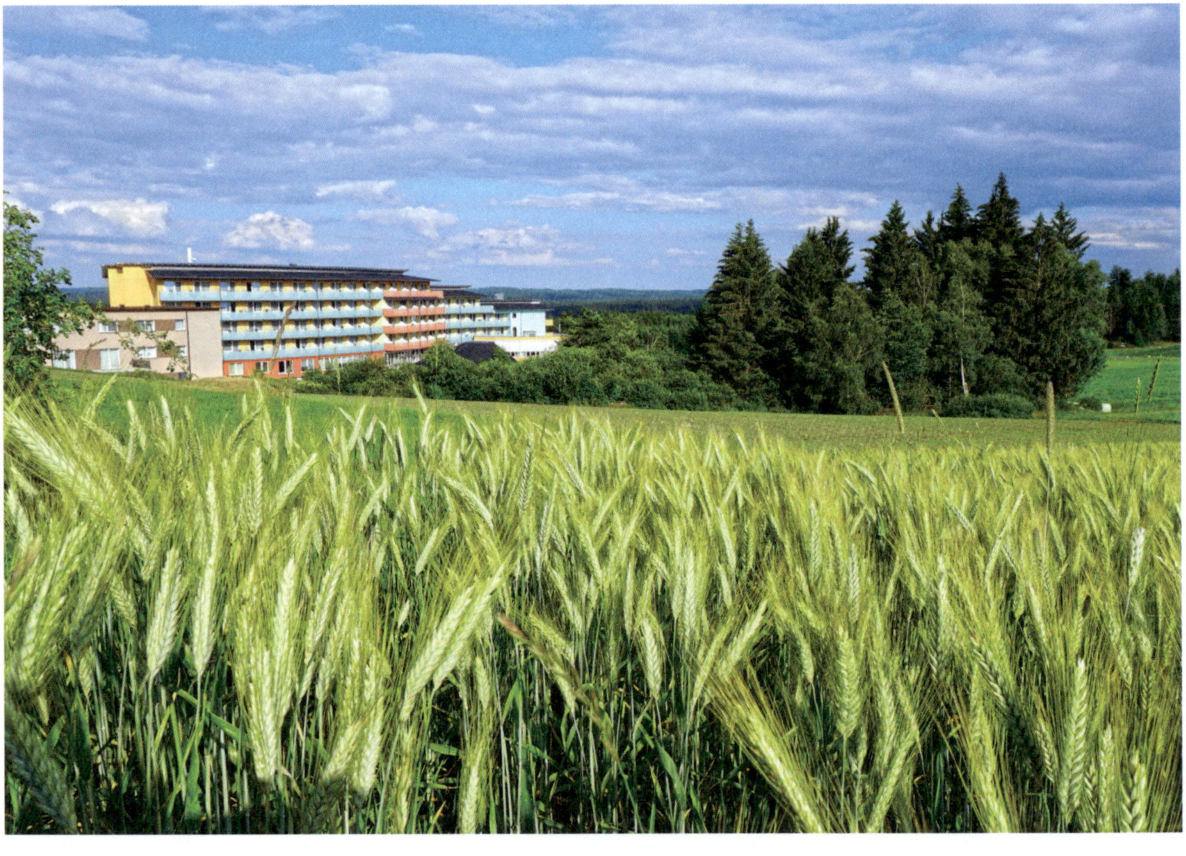

Das Geheimnis von Torf

Moor oder Torf?

Von Torf wird erst gesprochen, wenn in der natürlichen „Moorerde“ ein Gehalt an organischen Substanzen von rund 30 Prozent vorhanden ist. Bei Torf handelt es sich somit um abgelagertes, kohlenstoffreiches, unterschiedlich stark zersetztes, pflanzliches Material, das sich in Mooren über einen sehr, sehr langen Zeitraum bildet. Torf entsteht ausschließlich unter feuchten klimatischen Bedingungen und baut sich langsam und schichtenweise auf. Dieses Material enthält neben Restwasser auch Mineralien. Torf zählt zu jenen natürlichen Materien der Erde, die bis heute noch sehr wenig wissenschaftlich erforscht sind.

Der Torf ist somit das ausgereifte Produkt der Moorbildung. Er fühlt sich wie eine gleichmäßig durchfeuchtete Masse an und lässt sich mit entsprechenden Handbewegungen leicht verformen, ähnlich wie ein Knetteig. Was die Torfmasse so plastisch macht, sind die darin enthaltenen Harzpartikel, Fette und Wachse, die während des langsamen Verrottungsprozesses der Pflanzenreste entstehen. Diese Stoffe wirken positiv auf die Haut ein, es wird ihnen gar eine wundheilende Wirkung zugeschrieben.

Die braun-schwarze Farbe des Torfes, die als breiige Masse oder Moorbrei auf die Haut aufgetragen wird, mag zunächst befremdlich oder gar abschreckend wirken, doch muss man wissen, dass Torf ein unglaublich reines[7] Naturprodukt ist. Er lässt sich vom Körper auch ganz leicht abspülen. Wer die Gelegenheit hat, Torf einmal zu beschnuppern, wird merken, dass er außerdem völlig geruchsneutral ist, was für viele Menschen unvorstellbar ist.

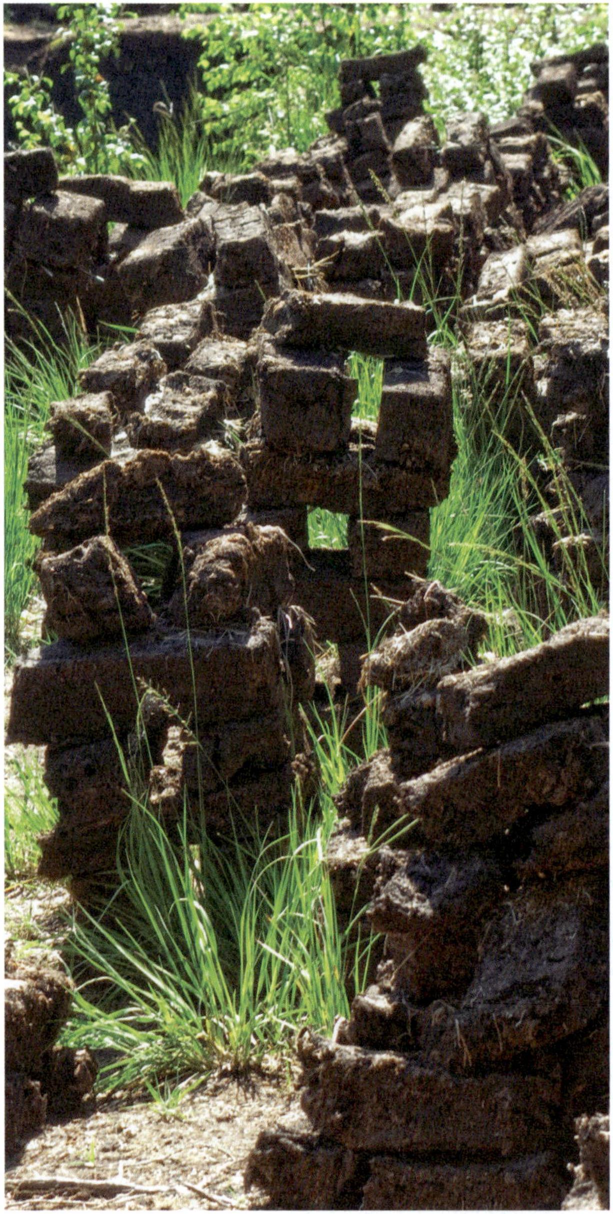

Warum ist das Moorwasser braun?

Beim Durchwandern eines Hochmoores stößt man vielfach auf die dort typischen dunklen sogenannten Schlenken, meist in Gesellschaft von „Bulten“[8]. Die wassergefüllten, unterschiedlich großen Vertiefungen faszinieren durch ihr glasklares, dunkles Wasser. Die rotbraune, auch dunkelbraune Färbung des Moorwassers bildet sich während des Abbauprozesses von Landpflanzen, der im Wasser und unter Luftabschluss stattfindet. Die Landpflanzen enthalten unter anderem ein faszinierendes Stützgewebe, das Lignin; es trägt zu ihrer Aufrechthaltung bei. Beim Prozess der Vertorfung, auch Humifizierung genannt, werden Lignine zersetzt und abgebaut. Dadurch erhalten einige Huminstoffe, die der Torf abgibt, ihre braune Farbe. Das mit Huminstoffen angereicherte Moorwasser erscheint deshalb bräunlich.

Die Verwendung von Torf

Viele Menschen von heute wissen noch aus den Erzählungen ihrer Großeltern, dass der Torf vom 19. Jahrhundert bis in die 1950er Jahre gestochen wurde, um günstiges Heizmaterial zur Verfügung zu haben. Die mit einem Torfmesser ausgestochenen, ziegelförmigen Wasen wurden in getrocknetem Zustand in den Heizofen geschoben. Im Gartenbau diente Torf jahrzehntelang als Kultursubstrat etwa für Pflanzen, wie beispielsweise Azaleen, die am besten in einer sauren Umgebung gedeihen. Während Torf noch vor wenigen Jahren als allgemeiner Bodenverbesserer im Handel angeboten wurde, profilieren sich heutzutage so manche Produkte durch ihre Etikettierung „Ohne Torf". Damit wird auf die auf Naturschutz bedachte Haltung des Herstellers hingewiesen, denn Moorgebiete werden immer öfter als wertvolle und schützenswerte Ökosysteme angesehen. Der Torfabbau für industrielle Zwecke findet aktuell vorwiegend noch in den östlichen Ländern Europas statt, in der Schweiz ist Torfabbau seit wenigen Jahren aus Naturschutzgründen verboten.

In der Medizin wie in der Kosmetik erweist sich Torf als Quelle beliebter Naturheilstoffe. Er ordnet sich in eine Reihe von anderen balneologische Heilerden ein, wozu etwa Schlämme, Lehm, Schlicke, Kreide und auch Fango zählen. Allesamt werden sie als Peloide, im Griechischen als „schlammartig", bezeichnet.

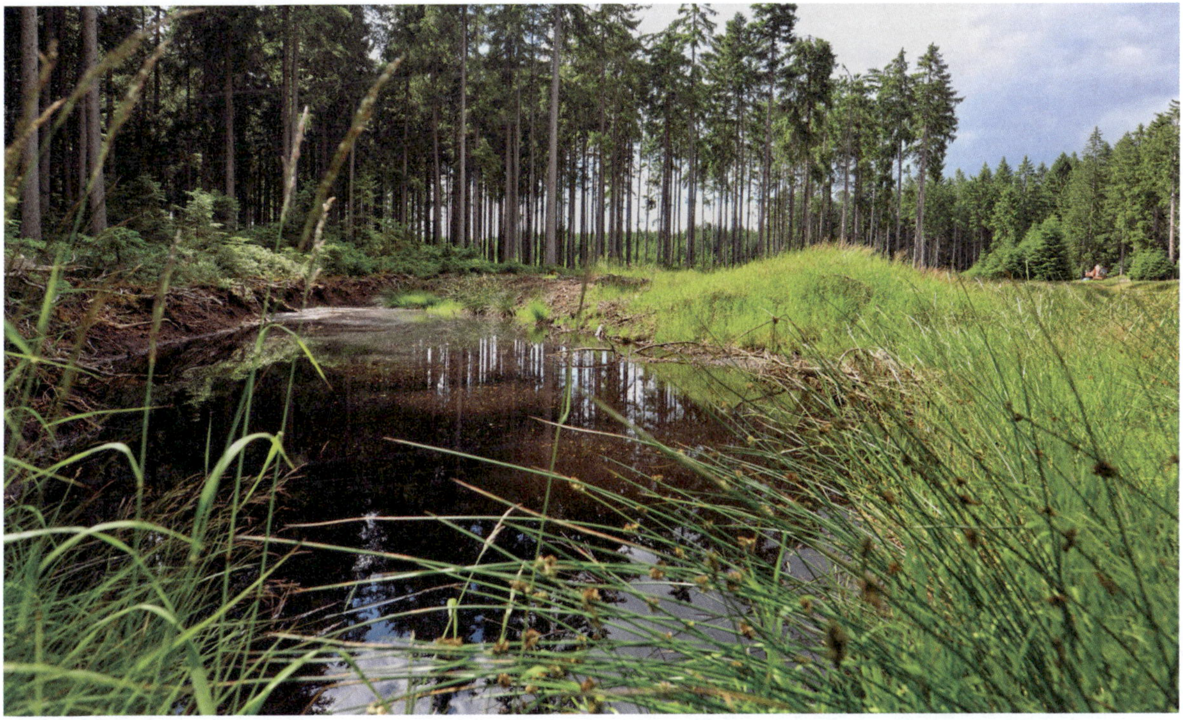

Pflanzen und Gräser im Moor

Drosera rotundifolia – Rundblättriger Sonnentau
Familie: Sonnentaugewächse *(Droseraceae)*
Volksname: Bauernlöffel, Fliegenfalle, Himmelstau

Als insektenfangende Pflanze zählt der Rundblättrige Sonnentau zu den wohl „exotischsten“ Pflanzen, die auf unseren heimischen Hochmoorböden wachsen. Leider ist der Sonnentau vom Aussterben bedroht und streng geschützt, er darf also nicht gesammelt werden. Seine bis zu 20 cm langgestielten, an den Enden löffelartigen Blätter sind rosettenartig um die Mitte angeordnet. Ihre Oberseite ist jeweils mit rötlichen Drüsenhaaren besetzt, die den Tau, ein zähes Sekret, abgeben, welcher den „Fang“ beziehungsweise die Verdauung von kleinen Insekten ermöglicht. Der (überraschend kleine) Sonnentau blüht im Juli und August.

Verwendung
In der Homöopathie wird die ganze Sonnentau-Pflanze, außer der Wurzel, verwendet. Die wertvollen Inhaltsstoffe Naphthochinonderivate, Flavonoide, Enzyme, Schleimstoffe weisen den Sonnentau als sehr husten- und entzündungshemmend wie auch antibakteriell aus. Das hilft bei Alters-, Krampf- und Keuchhusten, außerdem krampflösend auf periphere Gefäße. Aus Gründen des Naturschutzes kommt der seltene Sonnentau heutzutage aber immer weniger zur Verwendung.

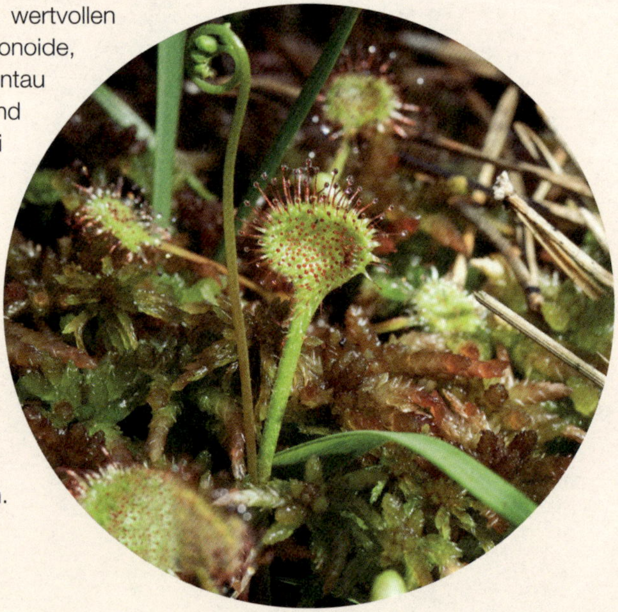

Rezept aus einem alten Kräuterbuch
„Nimm den frischen Saft des Sonnentaus und beträufle damit Warzen und Hühneraugen. Lass den Saft eintrocknen. Wiederhole dies einige Tage hindurch.“
(vgl. Klement H., Heilpflanzen)

Wie Torf entsteht

Torf ist das natürliche Resultat von abgebauten Pflanzen, die in einer Moorlandschaft wuchsen. Daher kann die Entstehung von Torf nicht verglichen werden mit dem Abbau von Pflanzen, die zu Erde kompostieren. Der Abbauprozess von Moorpflanzen verläuft unter gänzlich anderen physikalisch-chemischen Bedingungen als bei Pflanzen, die nicht im Moor wachsen. Diese verfaulen durch Sauerstoffeinwirkung über der Erde und bauen sich bis zu Mineralsalzen, Kohlendioxid und Wasser ab.

Pflanzen, die im Moor wachsen wie Torfmoose oder Gräser, ebenso Pflanzenteile wie Pflanzenstiele, Wurzeln, Äste von Bäumen, werden größtenteils im stehenden Moorgewässer unter Luftabschluss und ohne Sauerstoffeinwirkung zersetzt. Dies ist ein grundlegender Unterschied im Verlauf der Zersetzung und lässt natürlicherweise andere Stoffe entstehen als der Umwandlungsprozess von Pflanzen, die über der Erde, unter Einwirkung von Sauerstoff, abgebaut werden. Erst nach der Zersetzung der Pflanzenreste[9] im stehenden Moorgewässer entsteht der Torf. Als wichtigstes Produkt im Zersetzungsprozess werden die Huminsäuren angesehen, eine Gruppe von Säuren mit unterschiedlichen chemischen Komponenten. Das Besondere an dem extrem langsam vor sich gehenden Zersetzungsprozess der abgestorbenen Pflanzenreste[10] ohne Sauerstoffeinwirkung ist, dass eine hochwertige Konservierung von organischen Stoffen erfolgt. Just auf der Basis dieser besonderen chemischen Verbindungen unter der Wasseroberfläche entstehen die wertvollen Huminstoffe. Sie können allerlei Defizite im menschlichen Körper ausgleichen.

Wertvolle Inhaltsstoffe im (Bade-)Torf

Die Zusammensetzung von Torfen wird dann untersucht, wenn eine balneologische Studie erarbeitet werden soll, um die Heilqualität eines Moores festzustellen. Für die Proben wird an unterschiedlichen Stellen und Tiefen Moor gestochen, um zu sehen, in welchen der unzähligen Schichten welche Qualitäten von Pflanzenresten vorhanden sind. Da finden sich vielerlei Fasern, die bestimmten Pflanzen zugeordnet werden können, oder auch Schichten von Blütenpollen, die in unteren Bereichen lagern und von Pflanzen abstammen, die heute an dieser Stelle eventuell gar nicht mehr wachsen. Insgesamt haben sich in den Hunderten und Tausenden von Jahren der Moorbildung Pflanzen angesammelt, die teils vollständig zersetzt sind, andere wiederum nur teilweise. Dadurch wird ersichtlich, wie komplex die Zusammenstellung der einzelnen chemischen Stoffgruppen ist. Im Wesentlichen wird zwischen organischen und anorganischen Stoffen im Torf unterschieden. Organische Stoffe im Torf enthalten Huminsäuren, Cellulose, Harze, Wachs, Fette, Gerbstoffe (Tannine), Pektine[11], Holzstoffe (Lignine), Bitumina und Humine. Anorganische beziehungsweise mineralische Stoffe im Torf wiederum enthalten Natrium, Kalium (= Pflanzenasche), Calcium, Magnesium, Ton oder auch Spurenelemente wie Eisen, Mangan oder Aluminium, außerdem auch Östrogen-ähnliche Pflanzenhormone.

Einige dieser Stoffe sind wasserlöslich, andere wasserunlöslich. Und auch nicht jedes Moorvorkommen weist denselben Gehalt an Inhaltsstoffen auf, da gibt es geringfügige Abweichungen – je nach Region. Es macht einen Unterschied, ob ein Moorareal im Flachland mit geringer Meereshöhe entstand oder in höheren Lagen, das spiegelt bereits die Flora. Außer den genannten Stoffen enthält Torf bis zu 90 Prozent Wasseranteile. Gerade das Zusammenspiel von Wasser und den organisch-chemischen Inhaltsstoffen (Humine) ist es, was dem Torf seine balneologische (badetherapeutische) Kraft gibt. Und diese ruft die stärkende und regenerierende Wirkung des Torfes auf den menschlichen Körper hervor.

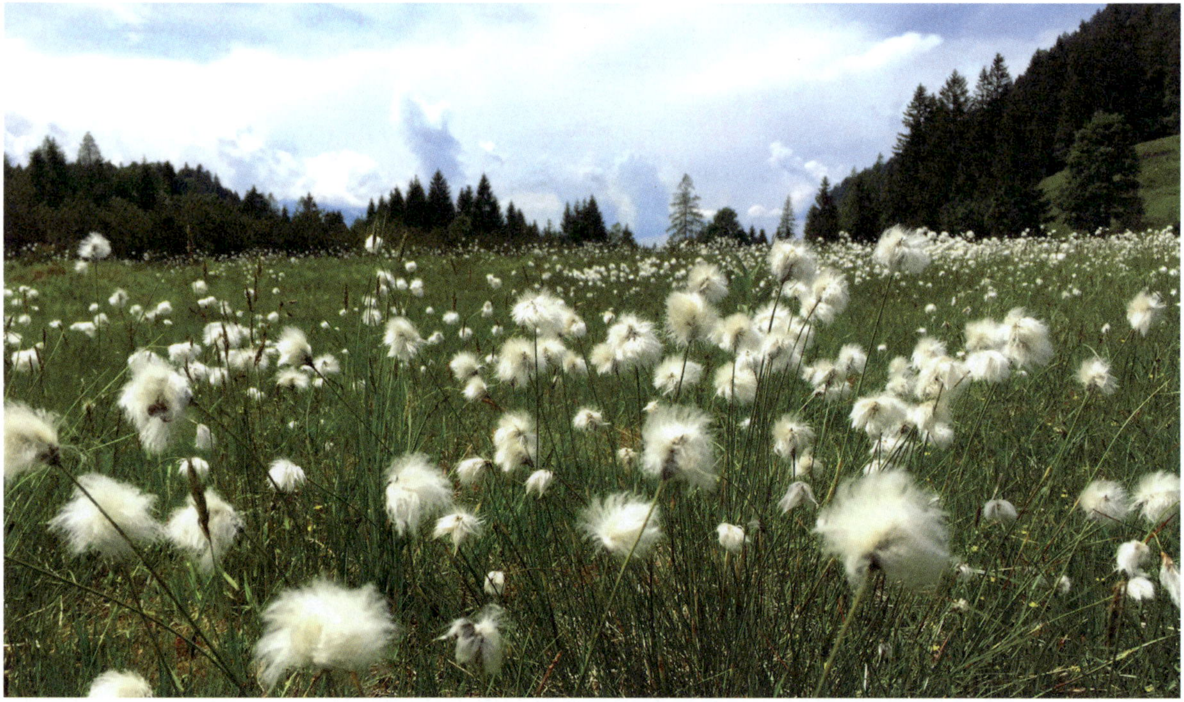

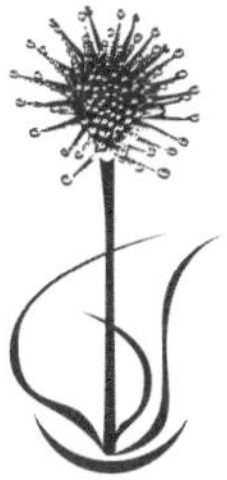

Die Wundermittel aus dem Moor

Was das Moor zu bieten hat

Huminstoffe, so der Oberbegriff, zählen zu den wichtigsten und wirksamsten Torfinhaltsstoffen. Sie bilden sich aus der Biomasse von abgestorbenen Pflanzen. Huminstoffe unterteilen sich chemisch in saure Fulvosäuren (fast nur sie sind wasserlöslich), schwach saure Huminsäuren und neutrale Humine. Diese Inhaltsstoffe werden heute als immens vitalisierende Wirkstoffe angesehen. In unseren geografischen Zonen werden sie pharmazeutisch aus Braunkohlen gewonnen, also aus einem Sedimentgestein, das ein Alter von 2 bis 60 Millionen Jahre aufweist. Huminstoffe lassen sich anhand ihrer chemischen Struktur beschreiben, die allerdings nicht auf Einheitswerten beruht. Es gibt unterschiedliche Qualitätsvorkommen von Huminstoffen, die auf die jeweiligen Bodenbeschaffenheiten wie auch den klimatischen Einfluss der Jahreszeiten zurückzuführen sind.

In anderen Kulturkreisen wie in der indischen und zentralasiatischen (12) Volksmedizin werden Huminsäuren als Hauptbestandteil etwa ayurvedischer Naturheilmittel eingebracht und häufig als Nahrungsmittelergänzung eingenommen. Seit Jahrhunderten werden auf diese Art die Widerstandskräfte gestärkt – die auch gegen die typischen modernen Zivilisationskrankheiten wirken. Der Abbau dieser kostbaren Substanzen findet in höheren Zonen der Himalaya-Berge statt, daher ihre Bezeichnung „Schwarzes Gold des Himalaya“. Auch in der Traditionellen Chinesischen Medizin wird den Huminstoffen große Bedeutung beigemessen. Die klassischen „Moor“-Anwendungen und die darauf basierende Naturheilkunde greifen nur auf reinste Torfe zurück, sie werden auf der Basis von chemischen Analysen geprüft. In der Praxis bedeutet dies, dass in der Nähe eines therapeutisch genutzten Moorfeldes nicht gedüngt oder der Boden sonstwie beeinträchtigt werden darf.

Torf ist ein reines Naturprodukt

Die sehr komplexen Huminstoffe kommen nur in jahrtausendealten Gesteinen und eben im Moor vor. Sie werden dem Humusboden als hochmolekulare Bestandteile entzogen und zeichnen sich durch ihre besondere Fähigkeit aus, sich aus abgestorbener, organischer Materie zu einem gesundheitsstärkenden Aufbauprodukt zu transformieren. Dem Torf und seinen Huminstoffen wird aus gutem Grund das Prädikat eines vollkommen „reinen Naturprodukts" zugeschrieben, übrigens wie auch dem Honig. Beide Substanzen werden nicht von Menschen zu einem perfekten Endprodukt hergestellt, sondern von der Natur selbst beziehungsweise der Honig von den Bienen. Welch unermesslich wertvolles, gar wundersames Geschenk der Natur, das zum Wohlergehen des Menschen beitragen kann!

Entgiftend und entzündungshemmend

Auch Paracelsus war das Vorkommen von Huminsäuren im Moor bekannt und über deren Heilkraft und Wirkung war er sich bewusst. Huminsäuren sind eine Gruppe von Säuren, die sich in großen Mengen in aufkommender Braunkohle, im Torf – vor allem im Schwarztorf – bilden. Sie haben sich aus den Resten von abgestorbenen, im Boden vorkommenden Lebendorganismen entwickelt (Humifizierung). Im Moorboden wirken diese Säuren als natürliche Ionenaustauscher. Diese binden die basischen Stickstoffverbindungen und setzen sie gegen metallische Kationen wieder frei.

Stärkung des Immunsystems

Die chinesische Medizin setzt traditionell seit langem auf den positiven Einfluss von Huminsäuren und empfiehlt sie zur Stärkung des Immunsystems.

Schadstoffbindung

Huminsäuren besitzen die Fähigkeit, Schadstoffe zu binden, die im Falle einer äußeren Mooranwendung über die Haut, im Falle einer Moortrinkkur über den Darm ausgeschieden werden. Wer keinen Zugang zu einem Moorbad hat, ein Tipp: Als Ersatz gibt es Huminsäurepräparate in der Apotheke zu kaufen.

Bessere Verwertung von Mineralstoffen

Neben dem Schadstoffabbau haben Huminsäuren das Vermögen, den Nahrungsbrei im Darm länger zu behalten, wodurch die wertvollen Mineralstoffe, Vitamine wie auch Spurenelemente besser verwertet werden können. Die Nahrungsaufnahme wirkt also effizienter. Dies macht sich beispielsweise bei Osteoporose bemerkbar, da mit Unterstützung der Huminsäuren das Calcium besser aufgenommen wird. Einige Menschen nehmen in dieser Aufbauphase an Gewicht zu, jedoch nicht, weil die Huminsäuren so viele Kalorien hätten, sondern weil die Nährstoffe der verzehrten Lebensmittel in größerem Ausmaß ausgeschöpft werden.

Positive Beeinflussung des Darmklimas
Außerdem ergab die Forschung, dass Huminsäuren bis in die Zwischenzottenräume und Zellzwischenräume gleiten, von wo aus sie ihre stärkende Wirkung über die Schleimhaut verbreiten. Sie beeinflussen Magenschleimhauterkrankungen positiv, Reizdarm, ebenso sogenannten unspezifische Magen- und Darmbeschwerden.

Blocker
Durch das Zusammenwirken von Huminstoffen, dem im Moor vorherrschenden Sauerstoffmangel und typischen Torfnährstoffen wird das Wachstum unerwünschter Mikroorganismen, dazu zählen auch Krankheitserreger, blockiert.

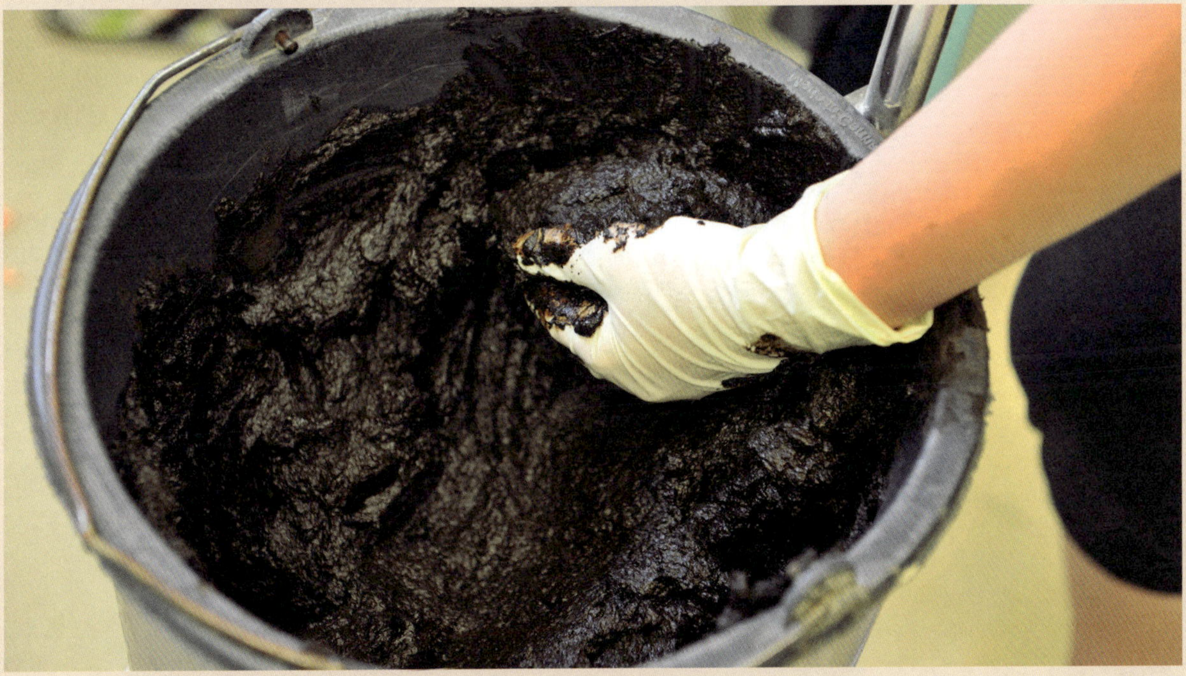

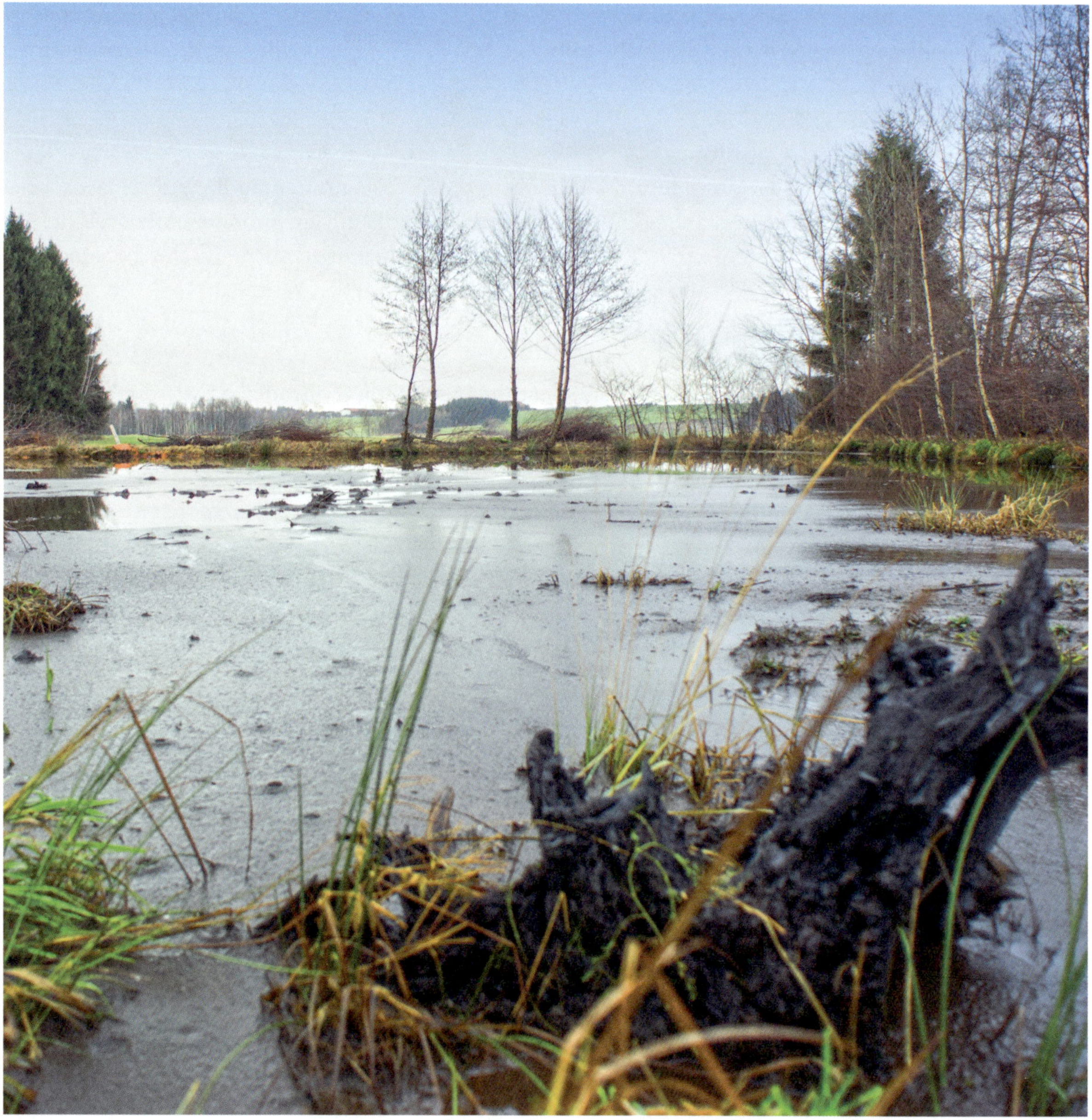

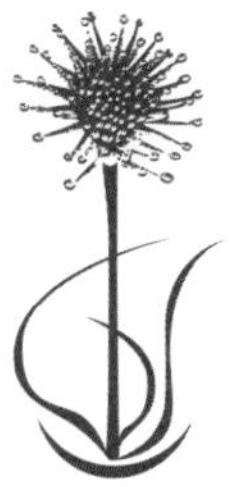

„Moor" sagen und „Torf" meinen

Klarheit schaffen

Der Begriff Moor bezeichnet einerseits ein Ökosystem und meint eine besondere Kategorie der Naturlandschaft mit entsprechender Flora und Fauna. Andererseits verwenden wir in der Alltagssprache, wenn wir die schwarze, feinbröselige Erde – den Torf – meinen, meist auch das Wort Moor. Der Gebrauch des Wortes Torf ist uns in Verbindung mit Natur und Garten viel vertrauter als im Kontext der therapeutischen Anwendung. In der zweiten Hälfte des 20. Jahrhunderts boomte die Herstellung von Torfdüngern und anderen Torfprodukten für den Gartenbau. Dafür wurde der Torf in einer ursprünglichen Moorlandschaft von Hand gestochen oder maschinell abgefräst, nachdem er vorher jahrzehntelang als relativ preiswertes Heizmaterial verfügbar war. Denn Torf ist brennbar. So hat sich im alltäglichen Sprachgebrauch das Wort Torf in Bezug auf Garten und Natur (Torfstich, Torfmull, Torfschichten etc.) durchgesetzt.

Umgekehrt wird der Begriff Torf im Zusammenhang mit heilpraktischen Anwendungen umgangssprachlich verdrängt und durch das viel weicher klingende Wort Moor ersetzt, obschon Moor genau genommen nur die Landschaft und Lagerstätte von aufgeschichtetem Torf bezeichnet. Es ist auch viel geläufiger, von der Moortherapie und der Moorpackung zu sprechen, anstatt von der Torftherapie oder Torfpackung. Gleichfalls ist das legendäre Moorbad eigentlich ein Torfbad. Der Einfachheit halber wird auch hier häufig der umgangssprachliche Begriff Moor anstelle von Torf verwendet. Im Vivea Gesundheitshotel in Bad Traunstein, im österreichischen Waldviertel, hat sich die wohlwollende und erfolgversprechende Formulierung Dr. Moor in Bezug auf den therapeutischen Anwendungsbereich positiv durchgesetzt. Dort wird mit Dr. Moor therapiert und mit Dr. Moor geheilt.

Die Qualität von Heilmoor beziehungsweise Heiltorf

Die Analysen und die Qualifizierung von Torf, der in Kuranwendungen zum Einsatz kommt, werden nicht von Ärzten, sondern stets von Chemikern, meist in Laboratorien technischer Universitäten, durchgeführt. Sie bewerten, ob eine bestimmte Torfablagerung als Heiltorf bezeichnet und entsprechend angewendet werden darf. Von „Heilmoor" wird konkret dann gesprochen, wenn das Moor – also genauer gesagt der Torf – jenen Qualitätsgrad erreicht, der es dazu ermächtigt, im Zuge therapeutischer Anwendungen mit all seinen wertvollen Stoffen in die Haut einzudringen und auf biochemische Weise die heilende Wirkung im Körper in Gang zu bringen. Das Qualitätssiegel „Heilmoor" darf nur von staatlich anerkannten Prüfungsstellen vergeben werden.

Die Qualifizierung „Heilmoor" (Heiltorf) bezieht sich vor allem auf die Fähigkeit der biochemischen Umsetzung und Einwirkung von Torf auf den menschlichen Körper. Heiltorf hat sich einerseits aus dem Bruchwald gebildet, aber auch das Wiesenmoor und überhaupt die aquatischen Bedingungen tun hier ihr Übriges. Die Farbe des Heiltorfes geht ins Dunkelbraune bis Schwarze, seine Konsistenz fühlt sich eher teigig an, weil er mächtig umgesetzt und humifiziert ist.

Die aquatischen Bedingungen waren in der Entstehungszeit des Heiltorfes dann optimal, wenn die Ingredienzien wie Gräser, Sträucher mitsamt ihren Wurzeln, die Stängel, Blüten, Pollen, Knollen, Samen, Fruchtknoten und Blätter unter Einwirkung der Bodenbakterien, unter Luftabschluss im Wasser ausreichend und über Tausende von Jahren humifiziert werden konnten.

Auch höhere Sträucher und Bäume wie Erlen, Kiefern oder Moorbirken und vor allem Torfmoose bilden einen wichtigen Heilanteil, allerdings auch nur, wenn sie lang genug biochemisch umgesetzt wurden. Deshalb wird der Torf für die therapeutischen Moorkuranwendungen aus dem unteren Bereich eines Moorstichs verwendet.

Eine lange Umsetzzeit bewirkt ein ausgleichendes „Miteinander" unter den chemischen Stoffen, die miteinander „kommunizieren". Die sich bildenden Torfschichten müssen immer unter Luftabschluss im Wasser gewesen und durften niemals gedüngt worden sein. Auch die Quantität der Bodenbakterien ist hier nicht zu unterschätzen. Sie unterstützen den Umsetzungsprozess und bestimmen letztendlich die Konsistenz des Torfes, das heißt, sie ermöglichen beispielsweise die feinpastose Beschaffenheit, die sich bestens für eine Moorpackung, im Übrigen auch für eine Moormaske eignet. Ein qualitativ hochwertiges Moor bildet die Grundlage für seine heilende Wirkung. Dabei spielt an erster Stelle der Anteil der Huminstoffe eine große Rolle, das Verhältnis von anorganischen und organischen Stoffen, der pH-Wert, aber auch das Speichervermögen von Wärme, das die Grundlage für die thermophysikalische Wirkung in der Kuranwendung bildet.

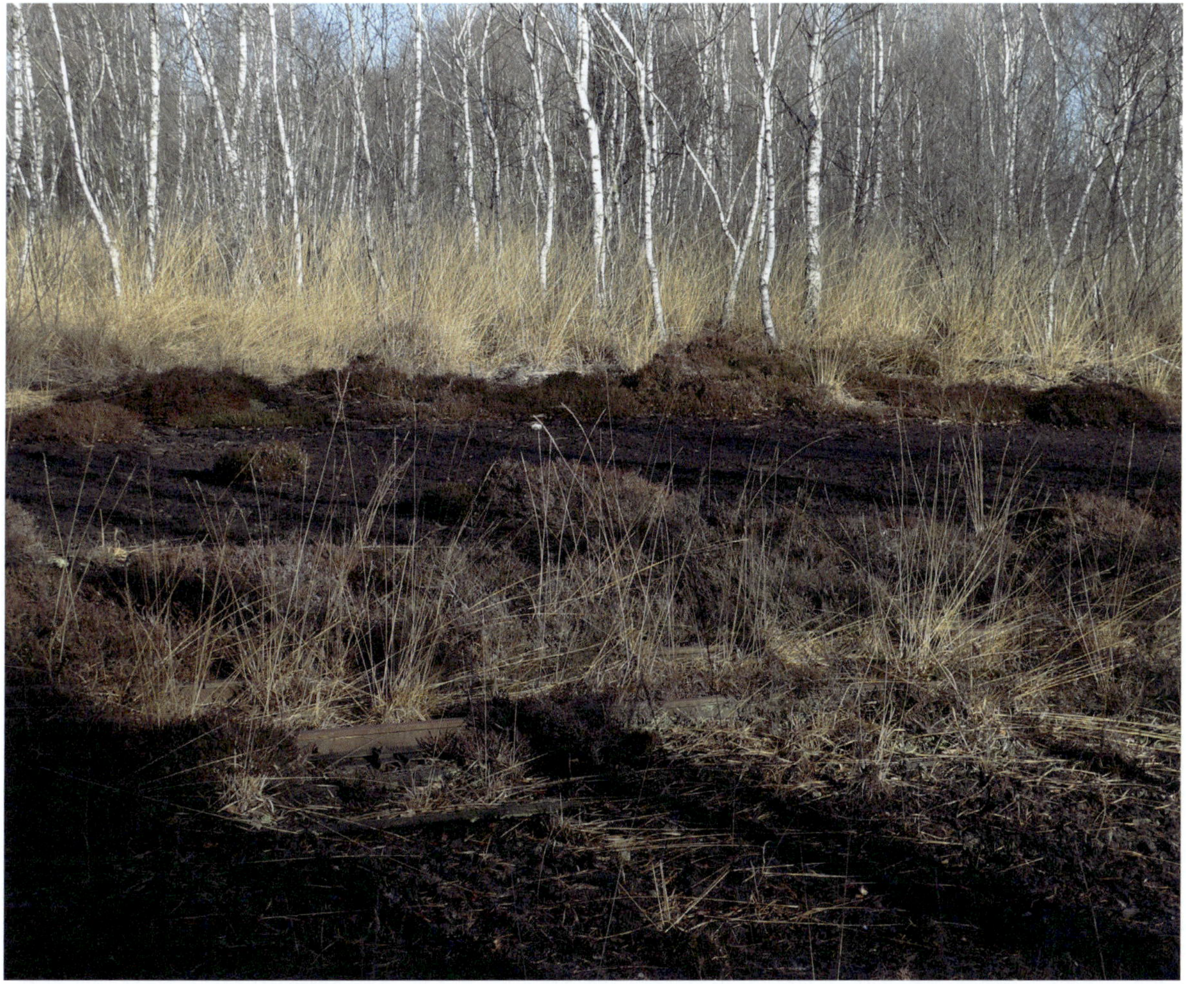

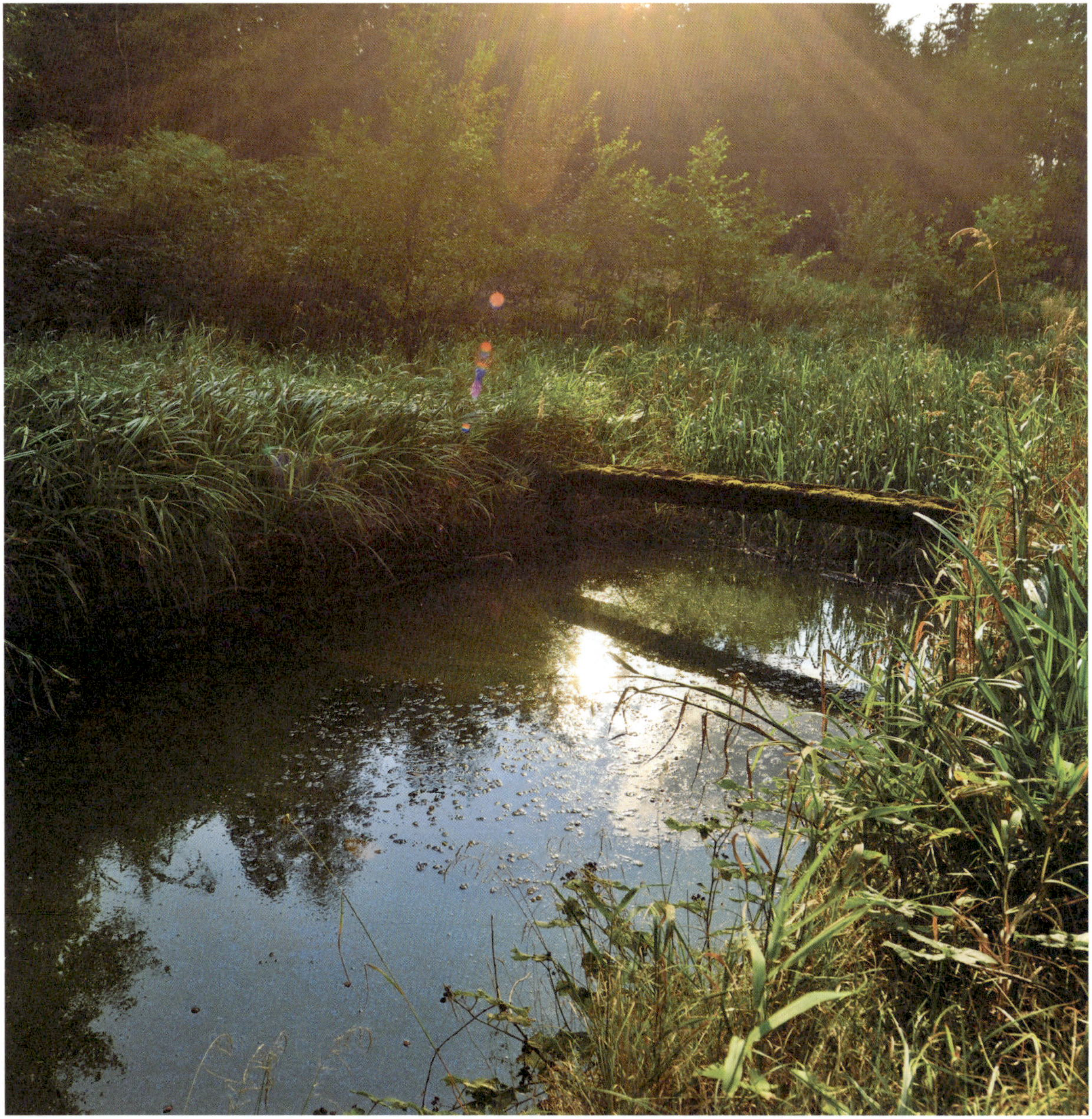

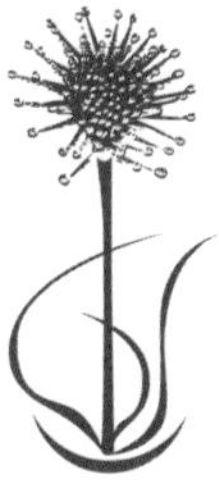

Was Moor alles bewirken kann

Über die Inhaltsstoffe des „schwarzen Goldes“

Die vielfältigen Wirkungsweisen des Torfes sind auf seine speziellen Inhaltsstoffe zurückzuführen. Sie alle besitzen besondere Eigenschaften, die sich etwa auf die Zellen stimulierend auswirken, auf Wunden keim- und entzündungshemmend. Sie entwickeln antirheumatische Stoffe und sind in der Lage, im Körper eingelagerte Gifte mit Gegengiften unschädlich zu machen. Von ihnen kann auch eine adstringierende Wirkung ausgehen, das heißt, die genannten Stoffe lassen Schleimhäute oder verletzte, brüchige Gewebe zusammenziehen. Das Adstringens[13] baut eine Verbindung zwischen Eiweiß und Haut oder Schleimhaut auf, sodass weiters Risse oder Wunden durch die herangebildete Membran sanft geschlossen werden. Darüber hinaus rufen die Inhaltsstoffe von Torf hormonelle Effekte hervor.

Die therapeutische Verwendung von Torfen

Durch die vielen unterschiedlichen Pflanzenarten, die im Moor vergesellschaftet leben, kommt eine entsprechend große Vielfalt an organischen Anteilen zustande, die die Voraussetzung zur Torfbildung darstellt. Im Umwandlungsprozess von Pflanzen zu Torf, der im Moorwasser unter Sauerstoffabschluss passiert, spielen zahlreiche chemische Stoffe eine Rolle, die auf Naturbasis entstehen. Gerade diese chemischen Stoffe können zur Behandlung von unterschiedlichsten Erkrankungen herangezogen werden. Die Behandlung erfolgt über das Eintauchen und Verweilen im Moorbad, was neben dem physikalischen Effekt der Muskelentspannung eben auch einen chemischen Prozess nach sich zieht. Dieser geschieht über die Haut, die Poren nehmen die heilenden Stoffe aus dem Torf auf. Anwendungsbereiche können sein: Magen- und Darmerkrankungen, Prostatitis, Leberleiden, Harninkontinenz, erkrankte Hautstellen (Neurodermitis) und vieles andere mehr.

Hochmoortorf wirkt anders als Niedermoortorf

In der heilpraktischen Anwendung wirken die Torfe von Hochmoor und Niedermoor unterschiedlich. Der Hochmoortorf ist mineralstoffarm und sauer (weil huminsäurehaltig), der Niedermoortorf hingegen ist basisch und mineralhaltig. Niedermoortorfe werden vor allem für Schwebstoffbäder verwendet. Entsprechende Produkte sind in Apotheken erhältlich. Hochmoortorfe finden in Breibädern und Torf- beziehungsweise Moorpackungen, die in Kurhäusern angeboten werden, beste Verwendung. Der Hochmoortorf stellt für Moorbäder wie auch für Moorpackungen eine sehr ergiebige Basissubstanz dar. Die Vielfalt der chemischen Zusammensetzung von Hochmoortorf begünstigt das Vorkommen von Steroiden, das sind gewebeabbauende Stoffe, die etwa neurodermitisch erkrankte Hautstellen schneller gesunden lassen. Außerdem sind im Hochmoortorf im Gegensatz zum Niedermoortorf auch östrogenwirksame Steroide nachweisbar. Solche Eigenschaften prädestinieren etwa zur Behandlung von Wechseljahresbeschwerden.

Die Qualität der Torfe

Die Torfqualität ist nicht überall dieselbe. Da Torf sich nicht durch einen allgemein einheitlichen Pflanzenstoff bildet, hängt seine Qualität ursächlich davon ab, welche Pflanzen an einer Stelle wuchsen und immer noch wachsen. Entscheidend ist das Gemenge der Pflanzenreste, das die Zusammensetzung der chemischen Verbindungen im Torf bestimmt. Die Torfqualität kann sich sogar in den einzelnen Schichten ein und derselben Moorstelle unterscheiden. Die Zusammensetzung der Schichten hängt jeweils vom Vorherrschen einer torfbildenden Pflanzenart ab. Dementsprechend unterschiedlich sind Torfschichten auch gefärbt, das lässt sich in der Natur am Rande eines Torfstichs gut beobachten. Torfschichten von Moosen und Wollgras weisen beispielsweise hellere Brauntöne auf als solche von Bruchwaldtorf, die von Blättern, Nadeln oder Resten von Baumästen stammen. Wer einen Torfbrocken mit abgelagertem Scheiden-Wollgras in der Hand hält, wird feststellen, dass sich dieses Stück viel leichter und weicher anfühlt als ein vergleichbar großes mit anderen Moorpflanzenresten.

Das sagt eine Kurärztin zu „Dr. Moor“

Interview

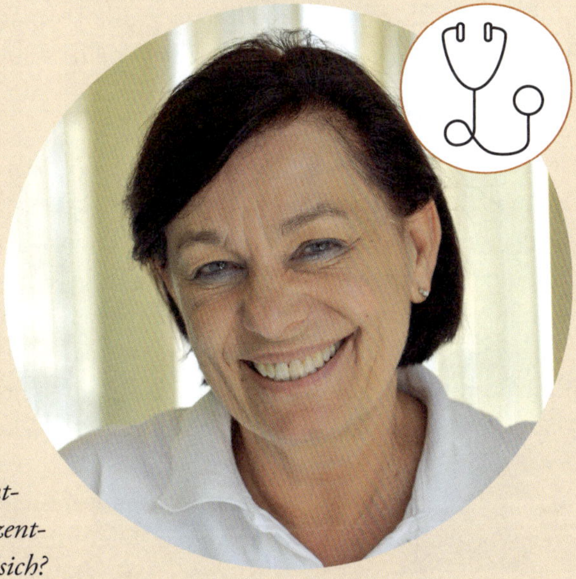

Dr. med. Magdalena Helmreich ist Allgemeinmedizinerin und Expertin in Sachen Mooranwendungen. Sie arbeitet als kurärztliche Leiterin im niederösterreichischen Kurzentrum Vivea Gesundheitshotel in Bad Traunstein.

Sie betreuen seit Jahren Patienten, die unter Schmerzen leiden, sei es aufgrund von Abnützungserscheinungen, Unfällen oder anderen Beeinträchtigungen. Im Kurzentrum gibt es einen Schwerpunkt mit Heilmoor. Das Kurzentrum spricht dabei von „Dr. Moor“, was hat es damit auf sich?
Wir haben einen sehr schönen Begriff in Rahmen einer Vortragsreihe erfunden: „Dr. Moor“. Bei uns im Vivea Gesundheitshotel in Bad Traunstein steht das Moor beziehungsweise der Torf – neuerdings „Dr. Moor“ – als therapeutisches Heilmittel im Zentrum. Die meisten Gäste wählen das Gesundheitshotel in Bad Traunstein, weil sie gesundheitliche Probleme mit dem Bewegungs- und Stützapparat haben wie Arthrosen, Wirbelsäulenbeschwerden, muskuläre Verspannungen beziehungsweise eine Überbelastung periartikulärer[14] Strukturen. Die Kurwirkung basiert ungeachtet aller vielfältigen Maßnahmen wesentlich auf den wiederholten Anwendungen des natürlichen Kurmittels, also von „Dr. Moor“.[15]

Wie definieren Sie eine Moortherapie?
Grundsätzlich ist unter einer Moortherapie eine Behandlung mit Peloiden zu verstehen. Bei Peloiden handelt es sich um Sedimente organischer und anorganischer Herkunft, die durch geologische und geologisch-biologische Vorgänge entstanden sind. Wir unterscheiden drei Gruppen von Peloiden: Schlamme beziehungsweise Mineralschlamm, Heilerde – auch Ton bezeichnet – und Torfe beziehungsweise Moorerde oder Badetorf. Bei Torfen überwiegen die organischen Inhaltsstoffe, bei Schlammen handelt es sich um eine Mischung aus organischen und anorganischen Bestandteilen, und bei Ton dominieren anorganische Inhaltsstoffe. Außerdem spielen die beiden wichtigsten Eigenschaften von Torf eine große

Rolle in der Therapie, nämlich seine große Temperaturhaltekapazität ebenso wie seine schlechte Wärmeleitfähigkeit. Besonders nennenswert ist die Wirksamkeit von Torf durch den Gehalt an chemischen Substanzen, den Huminstoffen, die über die Haut oder Schleimhaut aufgenommen werden.

Welche Mooranwendungen gibt es und wie wirken sie?
In unserem Gesundheitshotel in Bad Traunstein werden Moorbäder und Moorpackungen bei folgenden Leiden angewendet: Bei degenerativen Gelenks- und Wirbelsäulenerkrankungen, das sind Abnützungserscheinungen aufgrund von Sport- und Arbeitsverletzungen oder altersbedingt. Bei chronischen subakuten Schmerzzuständen und muskulären Verspannungszuständen, die ihren Ursprung in degenerativen Veränderungen des Achsenskeletts haben. Bei chronischen subakuten Weichteil-rheumatischen Beschwerden. Der positive Effekt wirkt optimal in Verbindung von Wärmeapplikation mit bewegungstherapeutischen Maßnahmen. Bei chronisch entzündlichen rheumatischen Erkrankungen (Kollagenosen M. Bechterew), wobei hier die Therapie nicht in akuten Schub-, sondern in Remissionsphasen der Erkrankung durchgeführt wird. Badetorfanwendungen und -kuren beginnen entweder sofort oder drei bis vier Wochen nach der Kur zu wirken. Die Wirkung einer Torfbehandlung hält allerdings lange an.

Gibt es auch Kontraindikationen, wann die Therapie nicht angewendet werden soll?
Ja, natürlich, das wäre in folgenden Fällen: akute Zustände nach Operationen, Entzündungsprozesse, Fieberzustände und akute Thrombosen, fortgeschrittene arterielle Durchblutungsstörungen, Sensibilitätsstörungen (thermische Hautschäden) und Herzerkrankungen (kardiale Dekompensation).

Dem warmen Moor wird ein spezieller Wirkungsmechanismus nachgesagt, was bedeutet das?
Die grundlegende therapeutische Zielvorstellung in Bezug auf Badetorf besteht darin, dass der kranke menschliche Körper aus eigener Kraft beziehungsweise Steuerfähigkeit es nicht schafft, lokal etwa ein Gelenk oder systemisch den Köperkern so zu temperieren, dass temperaturabhängige Stoffwechselvorgänge oder Durchblutungsverhältnisse im positiven Sinne beeinflusst werden. So fällt die Möglichkeit zur Erzeugung metabolischer Wärme durch Muskelarbeit gerade bei älteren Personen häufig aus, etwa durch Kreislaufinsuffizienz wie auch durch Bewegungseinschränkungen. Stattdessen wird – als Immediateffekt – von außen Wärme zugeführt und damit ein körpereigener Leistungsdefizit substituiert, sekundär – als Serieneffekt – lernt der Körper, plötzlich lokale Überwärmungen durch adäquate Durchblutungssteigerung schneller zu kompensieren und damit insgesamt die Durchblutungssteuerung zu verbessern.

Welche Art von Entspannung empfehlen Sie konkret?

Den hier verweilenden Kurgästen werden verschiedene Maßnahmen zur Entspannung angeboten. Kräuterbäder wie auch Mooranwendungen zählen zu den wirkungsvollsten und daher beliebtesten Kuren.

Was macht jemand zu Hause?

Ganz einfach: wir sollten uns nichts vormachen. Schauen Sie, das Glauben an Entspannung vor dem abendlichen Fernseher nach getaner Arbeit ist ein Trugschluss. Schnell nehmen wir auf der gemütlichen Couch die falsche Haltung ein. Das – und das betone ich – nützt unserem Stützapparat, der den ganzen Tag im Einsatz war, leider nichts. Bewegung – und wenn es nur ein Spaziergang ist, etwa nach der Arbeit oder nach dem Abendessen – wäre hier viel angebrachter. Den Kopf bekommen wir beim Krimi-Schauen oder selbst bei einem hinreißenden Liebesfilm nicht wirklich frei, das geht viel besser beim Joggen oder Walken. Wichtig ist, dass die ausgewählte, gesunde Sportart nicht verbissen betrieben wird, sondern mit Spaß! So kann jeder am besten dem eigenen Rhythmus folgen, mit dem positiven Effekt, dass der Entspannungsfaktor höher ausfällt. Das überanstrengt uns nicht, macht uns zufriedener und hält das Herz-Kreislauf-System in Schwung.

Viele Menschen lieben Wärme während der Entspannung. Was kann das Moor hierzu beitragen?

Wärmezufuhr durch Moor ist optimal! Eine Moorbehandlung wird deshalb als sehr angenehm empfunden, weil durch die Auflage des Moors beziehungsweise Torfes die Muskeln mit Wärme versorgt werden. Das Moor verursacht eine entscheidend langsame Wärmezufuhr durch die Haut. Schließlich ist es so, dass wenn wir uns laufend bewegen, durch die Muskelarbeit im Körper Wärme erzeugt wird. Beim Jugendlichen funktioniert das noch sehr gut. Mit zunehmendem Alter sind die Muskeln naturgemäß schwächer und nicht mehr so trainiert. Daher können sie nicht mehr ausreichend Wärme erzeugen. In diesem Fall wirkt die Wärmezuleitung aus einer Moorauflage optimal. In diesem Zusammenhang ist wichtig, dass die Wärmebehandlung durch „Dr. Moor“ zur hohen Belastung des Herz-Kreislauf-Systems führt und deshalb nicht bei allen Patienten angewendet werden kann. Als Alternative werden Heublumenpackungen oder entspannende Kräuterbäder angeboten.

Das größte Volksleiden heutzutage sind Rückenschmerzen, gibt es da einfache Empfehlungen?

Viele Menschen haben zumindest einmal im Leben Schmerzen an der Wirbelsäule. Es wäre hilfreich, wenn sich die Menschen den einen Satz merken würden: Die Wirbelsäule liebt die Wärme! Was bedeutet das? Es ist wohltuend, wenn wir warme Sonnenstrahlen – das sind die Infrarotstrahlen – auf unserem

Rücken spüren. Unser Körper nimmt die warme Energie auf, wodurch die Durchblutung gesteigert und die Muskelspannung gesenkt wird. Die Wirbelsäule ist umso beweglicher, je unverkrampfter die Muskeln sind. Sie umgeben und stabilisieren die Wirbelsäule und aktivieren deren Gelenke. Eine gesunde, nicht übertriebene Wärmezufuhr an der Wirbelsäule wirkt sich sehr positiv aus. Eine Lockerung der Muskeln kann freilich auch durch Moorauflagen oder den Genuss eines Moorbades erreicht werden, natürlich umso mehr durch regelmäßige Gymnastik. Es erfolgt eine bessere Durchblutung. Nach einer Mooranwendung kann außerdem der Physiotherapeut den Körper besser und gezielter bearbeiten. Darüber hinaus sind prophylaktische Übungen sehr zu empfehlen.

Es heißt aber auch: Nicht immer ist die Wärme gesund!
Menschen, die unter einer Gelenkentzündung (Arthritis) leiden, sind oft nicht nur in ihrer Bewegung eingeschränkt, sondern leiden zusätzlich unter Schmerzen, ihre Gelenke können geschwollen sein. Da finden entzündliche Veränderungen im Gelenk statt. In diesem Fall ist der Patient mit einer kühlenden Moorbehandlung, etwa einer Kaltmoorapplikation, zu versorgen.

Der Körper braucht regelmäßig Bewegung, um Verspannungen vorzubeugen, stimmt das?
Es kann nicht oft genug erwähnt werden, wie wichtig Bewegung beziehungsweise Sport für die Gesunderhaltung des menschlichen Körpers ist. Wir kommen oft mit massiven Verspannungen, vor allem im Nackenbereich, nach Hause und greifen gern zu einer Tablette, anstatt dass wir uns schon vorher ausreichend bewegt hätten. Aber kein Wunder, denn es mangelt in unserer Gesellschaft noch häufig an der Vermittlung von Möglichkeiten, wie man am besten mit dem Stress umgehen soll, um erst gar nicht die lästigen Verspannungen aufkommen zu lassen!

Wollen Sie damit sagen, dass Nichtstun nicht entspannt?
Ja. Und schon gar nicht die Muskulatur! Viele Menschen haben bei Müdigkeit das Bedürfnis nach Entspannung. Sie glauben, die Erholung durch das süße Nichtstun zu erreichen. Aber nein! Das Nichtstun entspannt nicht! Das Gehen entspannt viel besser. Daran sollten vor allem Menschen denken, die in sitzenden oder Lasten tragenden Berufen arbeiten, und vor allem auch solche, die einen Nachtberuf ausüben – Pflegepersonal, Sanitäter, Polizisten oder Arbeiter mit Nachtschichten. Ihnen ist dringend zur Erarbeitung einer Bewältigungsstrategie zur Entspannung zu raten, damit sie nicht im Fauteuil beim Nichtstun in halbkrummer Lage versinken und glauben, dass es ihnen gleich besser gehen wird. Durch Bewegung lassen sich viele Probleme besser lösen, physischer wie auch geistig-psychischer Natur.

Ihr Rat an Kurgäste?
Zusätzlich zu unseren therapeutischen Mooranwendungen versuchen wir den Patienten zu vermitteln, dass es verschiedene Strategien gibt, um eine Verbesserung eines beeinträchtigten Zustandes zu erreichen. Wir unterhalten uns auch darüber, wie die Umsetzung erfolgen könnte, und geben den Patienten und Patientinnen Muskelaufbau- und Trainingsvorschläge mit.

Aber im Haushalt oder an vielen anderen Arbeitsplätzen bewegen wir uns doch auch den ganzen Tag, zählt das nichts?
Es ist nicht dasselbe. Um den Körper gesund zu halten, brauchen wir ausgleichende, sportlich ausgeführte Bewegungsabläufe. Mit dem Einzug der Zivilisation hat sich das Belastungsmuster des menschlichen Körpers grundlegend geändert. Wir bewegen uns nicht mehr allzu natürlich und vor allem viel zu wenig! Zur gewohnten Vernachlässigung und den Fehlbelastungen kommt die berufliche und alltägliche Stressbelastung hinzu. Der dadurch steigende Gesamttonus der Muskulatur verursacht Verspannungen der Muskulatur einerseits, während wir durch den erhöhten Spannungszustand eine gesteigerte Belastung der Gelenke andererseits erfahren. Die einzige Möglichkeit, den Verlust der körperlichen Dynamik zumindest teilweise zu kompensieren, ist eine ausgleichende sportliche Aktivität.

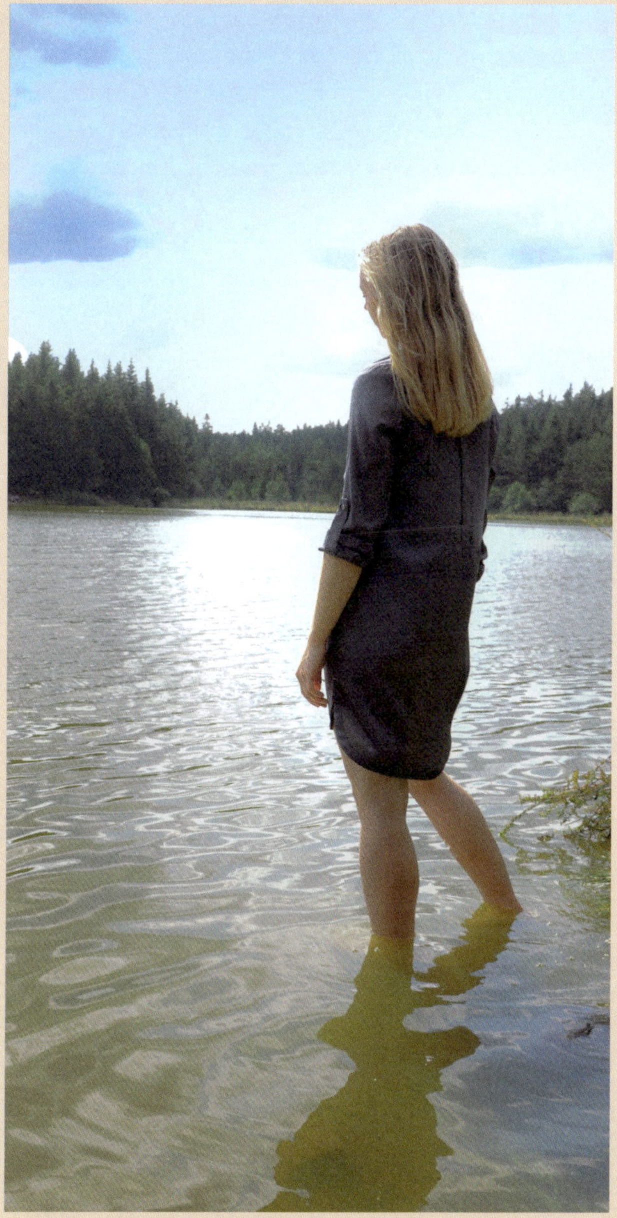

Wie lange soll eine Moorkur dauern, damit sie nachwirkt?
Viele Kurgäste nehmen eine Moorkur über eine Dauer von drei Wochen in Anspruch. Dies ist sehr empfehlenswert, weil ein wohltuendes und letztlich erfolgreiches Aufbauprogramm angewendet werden kann. Wir bieten Moor-Spezialtherapien an, das heißt, je nach Ausmaß des Leidens wenden wir Moorapplikationen individuell an, wir gehen nicht „nach Schema" vor. Es ist also eine intensive Behandlung.

Tritt nach der Kur der gewünschte gesundheitliche Erfolg ein?
Natürlich ist es grundsätzlich von Vorteil, wenn die Kurgäste von sich aus motiviert sind, eine Kur in Anspruch zu nehmen. Durch die individuelle Ausrichtung am Patienten und die umfassenden Therapien kann es durchaus passieren, dass die Schmerzen am Ende der dreiwöchigen Kur sogar zunehmen. Doch das ändert sich. Das Heilmoor beziehungsweise der Heiltorf wirkt zunächst auf die Muskeln, die Faszien, ebenso auf die Knochen. Der Körper ist von einer Gesamtwirkung betroffen, das ist für ihn anstrengend. Dadurch spielen sich etwa Bewegungen neu ein, denn sie werden anders gemacht als vor der Kur, als die tiefgehenden Verspannungen oder Bewegungsbeeinträchtigungen noch arg waren. Wenn Menschen zu Bewegungsübungen angespornt werden können, findet meist eine radikale Veränderung statt, denn sie haben begriffen, dass sie ihren Zustand selbst mitverbessern können. Damit erweist sich eine „Dr.-Moor-Kur" als sehr ergiebig und nachhaltig.

Die Haut beteiligt sich an der Kur als Aufnahmeorgan, stimmt das?
Da die Haut ein Aufnahmeorgan ist, kann sie die Wirkstoffe des Heilmoors beziehungsweise Heiltorfes sehr gut aufnehmen. Die darin enthaltenen, überaus wertvollen Huminsäuren sickern in das Zellgewebe der Haut ein und gelangen auf diese Weise ins Blut. Unsere Gäste berichten über gute Regeneration ihrer Haut nach Moorbadkuren. Solche kosmetischen Effekte hängen möglicherweise mit den chemischen Inhaltstoffen (Gerbstoffen) zusammen, die im Moor nachgewiesen sind.

Warum würden Sie persönlich für eine Moortherapie plädieren?
Diese Frage ist einfach zu beantworten: Richtig angewendet, ist diese Therapieform nebenwirkungsfrei. Dies ermöglicht eine Reduktion der medikamentösen Therapie. Wir dürfen dabei nicht vergessen, dass auch die wohltuende Wirkung einen wesentlichen Beitrag zur Erhöhung der Lebensqualität und zur Erhaltung der Gesundheit leistet!

Anwendungsformen und Aufbereitung

Das Moor beziehungsweise der Torf findet heutzutage eine vielschichtige Form der Anwendung. Aufgrund der wertvollen, die menschliche Gesundheit unterstützenden Einwirkungen des Heiltorfes auf den menschlichen Körper werden folgende Behandlungsarten vom Arzt am häufigsten verordnet und vielfach erfolgreich in Anspruch genommen. Anwendungsformen und Aufbereitung Moorbäder, Moorwickel und Moorpackungen können einen heilenden oder zumindest schmerzlindernden Einfluss auf folgende Beschwerden haben:

- Abnützungserscheinungen der Wirbelsäule und des gesamten Bewegungsapparats und damit im Zusammenhang stehende, begleitende Gelenksentzündungen: Gicht, Arthrose in Kniegelenken, Hüfte und Sprunggelenken sowie Polyarthritis
- Wirbelsäulensyndrome
- Schulter- und Armsyndrome
- Knorpel- und Knochenerkrankungen
- Osteoporose
- Unterstützung nach Verletzungen und operativen Eingriffen im Bereich des Bewegungsapparats, aber auch im Sehnen-Muskel-Ansatzbereich
- Nervenschmerzen, Nervenentzündungen
- Nachbehandlungen nach Operationen
- Magen- und Darmentzündungen

Bei der Aufnahme der Wirkstoffe, die der Torf enthält, spielt der pH-Wert eine entscheidende Rolle. Der pH-Wert der menschlichen Haut liegt im schwach sauren bis alkalischen (= basischen) Milieu. Daher ist sie vorwiegend für Kationen durchlässig, im sauren Milieu für Anionen.[16] Die im Torf und Torfwasser enthaltenen Huminsäuren funktionieren als natürliche Ionenaustauscher, die basische Stickstoffverbindungen binden und gegen metallische Kationen freigeben. Wenn die Haut vom huminsäurehaltigen Badetorf umgeben ist, wird der Körper angeregt, körperfremde und auch toxische Stoffe auszuscheiden. Die Ausscheidung verläuft durch die Poren der Haut. Es findet ein Stoffaustausch zwischen dem Badetorf und dem menschlichen Organismus statt. Die Schadstoffe werden vom Badetorf wie durch eine Art „Ionen-Saugpumpe“[17] angezogen und darin gebunden. Chemiker nennen die Absolutmengen zwar als sehr gering, bewerten die therapeutische Auswirkung dennoch als beachtlich.

Der Torfstich von Haselberg

Abseits von Bad Traunstein haben sich im Lauf von Tausenden von Jahren kleine, überschaubare Moore entwickelt. Das Haselberger Moor liegt in einer kleinen, bewaldeten Senke und ist über einen Feldweg zu erreichen. Hinter den ersten Fichtenreihen erstreckt sich ein großer Platz, auf dem die Vorbereitungen für den hier abzugrabenden Torf getroffen werden. Für die Schwerarbeit steht ein kleiner Bagger bereit. Man muss weiter in den Wald fahren, um an den Moorstich zu gelangen. Der Weg dorthin wurde schon von früheren Generationen befestigt, ansonsten würden Gefährte hier einsinken. Beidseitig davon stehen junge Fichten in der schönen schwarzen Erde. Schon bald wird ein Schranken sichtbar. Er wurde aus Sicherheitsgründen angebracht, damit Spaziergänger zurückbleiben und nicht unwissentlich im Moorwald versinken. Auffällig ist, dass es sich um ein kleines Fichtenhochmoor handelt, eine seltene Besonderheit, in dem die moortypische Kiefer durch die Fichte ersetzt wird.[18] Nach einiger Zeit wird der schwarz spiegelnde Moorteich inmitten einer geräumigen Lichtung sichtbar. Viele verschiedene Moospölster leuchten in hellen und samtigen Grüntönen vom Rand des Moorstichs entgegen. Moospulte und Seggen erheben sich da, an einigen Wasserstellen liegen Wasserlinsen obenauf, ein natürliches Zeichen der Güte dieses moorigen Kleinods. Bei jedem Wetter betritt der junge, motivierte, natur- und moorkundige Eigentümer das schwarze Stück Erde, um die benötigte Ration frischen Torfes für Heilzwecke im nahe gelegenen Kurzentrum abzubauen und zu liefern. Ich wage mich an einen der bodenweichen Ränder des dunklen Teiches heran und fühle, wie es in meinem Schuhinneren feucht wird. Die Torfmächtigkeit beträgt keine fünf Meter, erklärt der Moorbauer. Die oberste, eine etwa drei Viertel Meter dicke Schicht, von Gräsern und kurzen Sträuchern bewachsen, wurde bereits abgetragen. Diese Weißtorf-Schicht wird nicht für therapeutische Anwendungen genutzt, sie könnte durch Umwelteinflüsse verunreinigt oder in klimatischen Trockenperioden ausgetrocknet und daher für eine Behandlung wertlos sein. Die darunter lagernden Schichten erweisen sich in der Regel als schadstofffrei.

Vom Weißtorf zum Badetorf

Die im Moorstich zuoberst gelagerten Pflanzenfasern sind mit freiem Auge leicht ausfindig zu machen. Der Zersetzungsprozess (die Humifizierung) ist hier am wenigsten fortgeschritten. Der Torf ist pro Kubikdezimeter von Milliarden Bakterien und Pilzen besiedelt. In den mittleren Schichten der Torflagerstätte befinden sich die Brauntorflagen. Hier finden sich größere, abgestorbene, jedoch nicht komplett abgebaute Pflanzenteile. Für den Gebrauch des Badetorfes müssen sie manuell entfernt werden.

Je tiefer der Torf abgesetzt ist, umso mehr haben die Bakterien am Zerfall der Pflanzenfaserreste gearbeitet, entsprechend dunkler und feiner ist er. Zuunterst lagert der Schwarztorf (Badetorf). Auf dieser Stufe des Torfkomplexes hat die Humifizierung (Vertorfung) ihre Endstufe erreicht. Das heißt, aus den unter Wasser abgestorbenen, organischen Substanzen (Pflanzenresten) haben sich mit der Zeit Huminsäuren gebildet – die optimale Ausgangslage für den vollwertigen Badetorf. Aus der Tiefe des Teiches schillert es schwarzbraun herauf. Rein farblich an dieser Stelle zu frisch abgebauter Kohle zu assoziieren, ist entstehungsgeschichtlich kein Fehler. Doch bis dieser gelagerte Torf zu Braunkohle umgewandelt sein würde, müssten noch ein paar Tausend Jahre mehr vergehen.

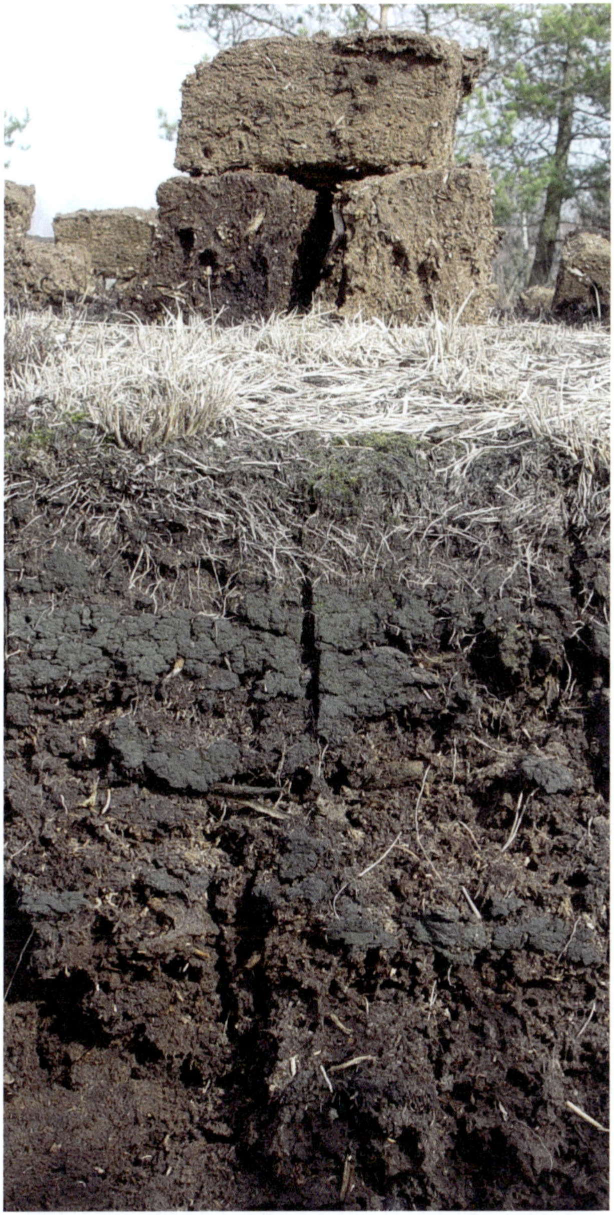

Je tiefer und breitflächiger die Torferde entnommen wird, umso mehr drückt sich das dunkle Wasser seitlich aus den Schnittstellen heraus und zusätzlich steigt es von der Tiefe herauf in die Höhe. Dadurch wird der beständig sich ausdehnende Moorteich langsam mit mehr und mehr dunklem Moorwasser aufgefüllt. Die Torfmasse ist durch den Lagendruck von oben fest, ausreichend feucht und duftet irgendwie würzig nach „Moorerde", obschon sie eigentlich als geruchsneutral gilt. Dies bestätigt sich später im Torfdepot des Kurzentrums. Für die Moorkur erweist sich der Schwarztorf als optimal.

Torf durch die Mühle

In aller Früh hat der Moorbauer den frisch ausgehobenen Torf auf einem Traktoranhänger zum Kurhaus transportiert und ihn an der Abladestelle in einem geschlossenen Raum aufgeschüttet. Form und Volumen erinnern an einen landwirtschaftlichen Misthaufen. Vom kühlen Aufbereitungslager gelangt der frische Torf, der keinesfalls austrocknen darf, schaufelweise in ein großes Mühlensystem. Hier wird er zu einer möglichst anwenderfreundlichen Konsistenz verarbeitet und muss dafür durch die Torfmühle. Gröbere Aststücke wurden bereits vorher routiniert von Hand herausgeklaubt. Erstaunlich, wie viel da zusammenkommt!

In einer großen, zylindrischen Kammer wird der frisch gestochene, gut feuchte Torf durch Zentrifugalkraft zerkleinert und verlässt den Mahlraum als tiefschwarze, fein zerkleinerte, breiige Substanz. Der Moormeister betätigt einige Schalter, die unterschiedliche Mechanismen rumorend in Gang bringen. Der homogene, dickliche Brei wird in einen großen, wärmeisolierten Edelstahlkessel geleitet, wo die Hinzugabe von warmem Wasser erfolgt. Das Gemisch von Wasser und Torf (Torfbrei) wird auf wenigstens 60° C erwärmt und damit vorschriftsmäßig thermisch entkeimt. Der große Moor-Vorratskessel ist wieder aufgefüllt, die Moorkuren können starten.

Mittels einer elektrisch betriebenen Umwälzpumpe wird der Torfbrei über eine Ringleitung zu den Wannen befördert, wo die Badetherapeutinnen ihn per Knopfdruck zum Abzapfen bestellen können. Faszinierend, wie am Wannenende das „schwarze Gold" aus einem breiten Rohr rauschend herausschießt – beinahe wie aus einem Quellbrunnen.

Täglich frischer Badetorf für die Anwendungen

In den meisten Kurhäusern wird auf den Frischegrad des Badetorfes großer Wert gelegt. Beim Frischtorf handelt es sich um den stark zersetzten, feuchten Schwarztorf aus dem Hoch- oder Zwischenmoor. Er wird vorwiegend für Moorwasserbäder, Moorbreibäder, Moorpackungen und Moorwickel verwendet. Der Frischtorf hat einen Wassergehalt von 80 bis 90 Prozent. Als er noch verheizt wurde, mussten an die 400 kg Frischtorf abgebaut werden, um 100 kg Heizmaterial (im Form getrockneten Torfes) zu gewinnen. Allgemein gibt es heute in Moorgebieten nur noch wenige Menschen, die Torf fachgerecht zu stechen wissen.

Die Aufbereitung des Torfgemisches mit Wasser hängt jeweils von der Behandlungsart und der Verträglichkeit ab. Für ein Moorvollbad in der Wanne wird die Badesubstanz mit einem größeren Anteil von Wasser vermengt, wenn eine dünnere Konsistenz benötigt wird. Ein dickbreiiges Moorbad ist für die Regeneration oder den Heilungsprozess am effizientesten, wenn es der Kreislauf eines Patienten verträgt. In der Praxis finden sich teils sehr unterschiedliche Konsistenzformen für ein Moorbad, da jedes Kurhaus auf seine eigenen Anwendungsrezepte schwört. Torf, der als Auflage für therapeutische Behandlungen zum Einsatz kommt, wird zu einer pastosen Masse, mit entsprechend weniger Wasseranteilen aufbereitet, die sich schön auf den Körper auftragen lässt und nicht abfließt. Je nach Beschwerden entscheidet der Kurarzt, ob warme oder kalte Moorauflagen gemacht werden sollen. Frischtorf stellt für Patienten und Patientinnen eine optimale Einwirkungssituation dar.

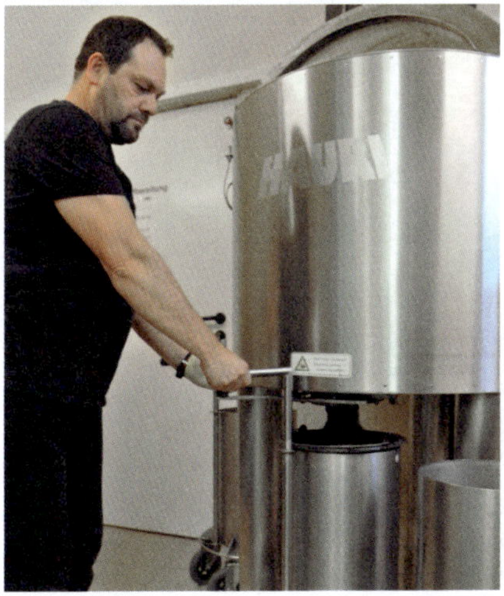

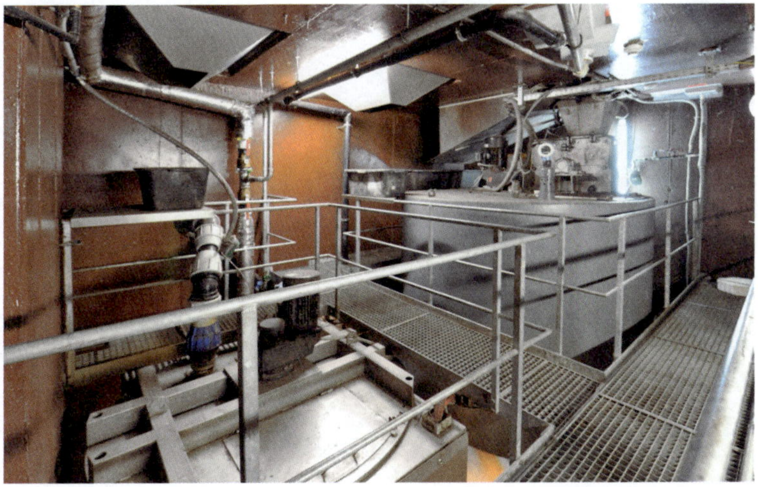

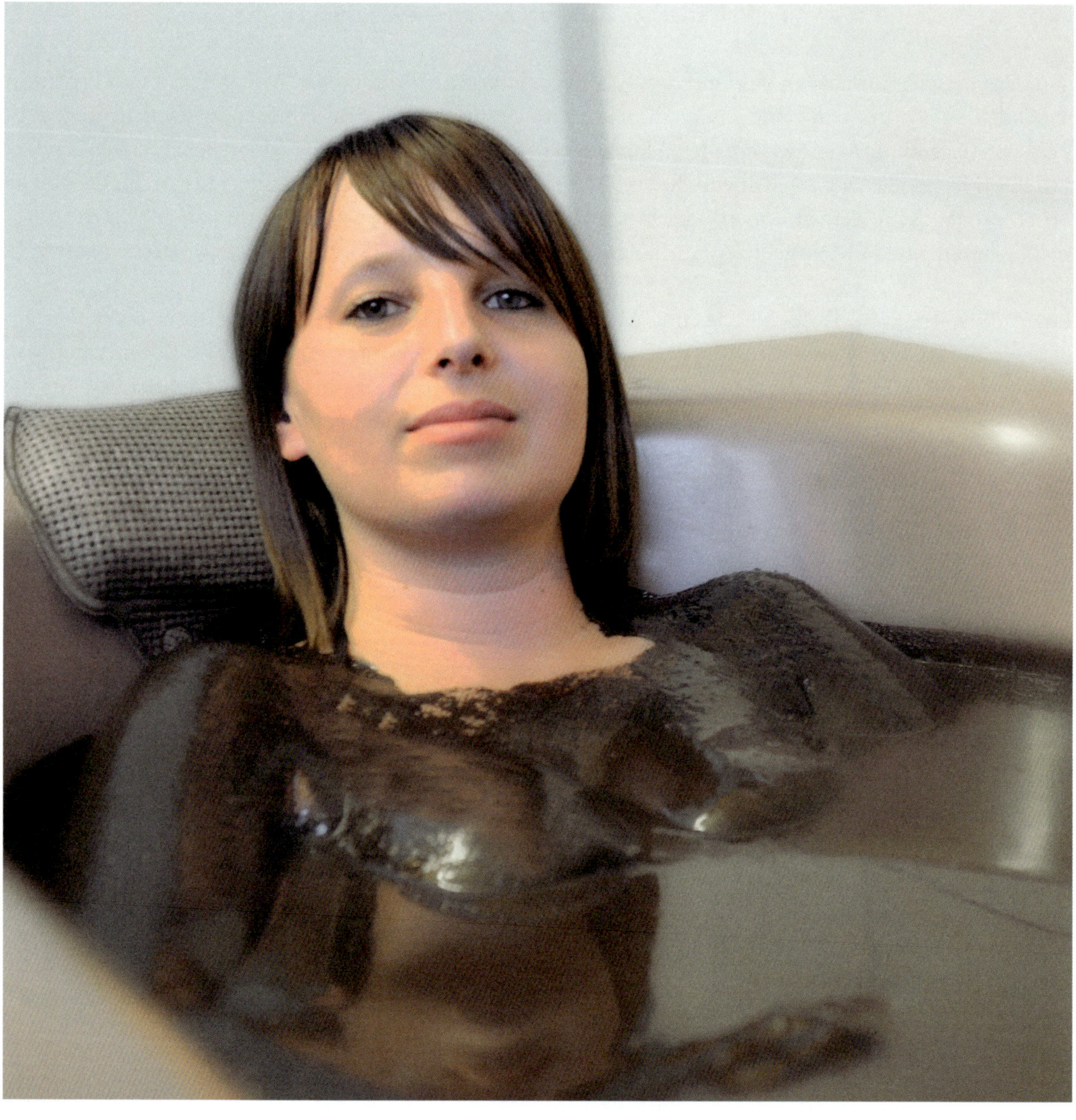

Heilendes „schwarzes Gold“

Heilbaden

Das Moorbad ist nur eine Form der medizinischen Bäder, die Menschen mit Beschwerden im Bewegungsapparat oder zur Linderung beziehungsweise Heilung vieler anderer Krankheiten in Anspruch nehmen. Ein Moorbad kann als Vollbad, bei dem der Körper zur Gänze im Moor liegt, oder als Teilbad mit speziellem Torf genossen werden. Beide Bäder können primär als Überwärmungsbad genutzt werden, weil Moor beziehungsweise Torf die Wärme besser halten kann als Wasser.

Moorbäder werden unterschieden in Moorbreibad und Schwarzwasserbad beziehungsweise Schwebstoffbad. Darüber hinaus existieren noch mehr Begriffe, die ein Moorbad qualifizieren. Interessant ist, dass jeder Typ von Badanwendung eine andere thermische Wirkung beim Badenden hervorruft. Das Moorvollbad ist in der Regel die am häufigsten angewandte Form der Badetherapie. Moorkurhäuser verfügen meist über mehrere Wannen[19], in denen täglich viele Moorbäder verabreicht werden. Die Nachfrage dafür ist in den Herbst- und Wintermonaten am größten.

Allgemein sind unter Moorvoll- und Moorbreibädern Heilanwendungen mit Torf zu verstehen. Das eine ist flüssiger, das andere breiiger. Der dafür benötigte Torf wird am Ort oder in der Region des betreffenden Moorbades gestochen, gemahlen und als frischer Naturheilstoff für das Bad erwärmt. Die Auswirkung eines Moorbades macht sich ganzkörperlich bemerkbar und entspannt Körper und Geist. Das Bad beeinflusst den Körper durch verschiedene energetische, physikalische und chemische Impulse. Während eines Moorbreibades findet ein Stoffaustausch statt. Die Poren der Haut öffnen sich dort, wo sie vom Moorbrei bedeckt sind, und es kommt zu einer deutlich gesteigerten Schweißabgabe.[20] So werden Schadstoffe aus dem Körper gedrängt.

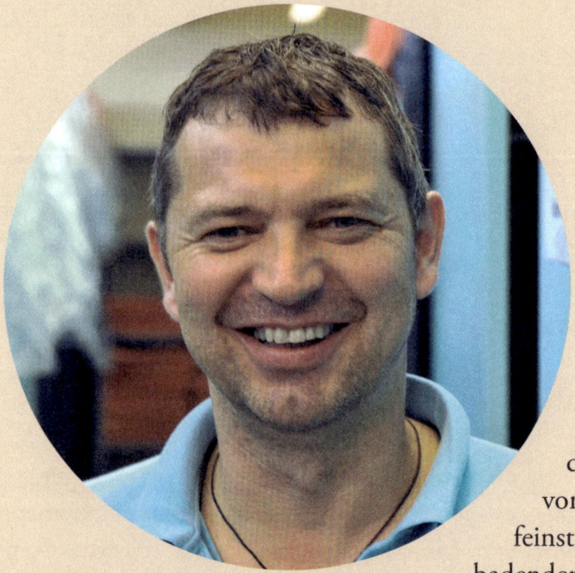

Berichte aus der Moorwanne

Ein feucht-warmer Luftschwall strömt aus dem Kurbereich der Moorwannen, es fühlt sich fast wie draußen in der sommerlichen Moorlandschaft an. Die romantischen Fotografien an den Wänden im Gesundheitshotel von Bad Traunstein lassen den Kurgast zumindest in Gedanken dahin eintauchen. Wieder wurde eine Wanne[21] für die nächste Anwendung desinfiziert. Anschließend rauscht das braunschwarze Gemisch aus vorgewärmtem Torfbrei und Wasser durch ein armdickes Zuflussrohr in die Wanne. Der Temperaturmesser zeigt 42° C an. Alle vorzüglichen Wirkstoffe des Heiltorfes in Form von feinst gemahlenen Bestandteilen stehen jetzt für den Moorbadenden bereit.

Nun stimmt Badetherapeut Ewald (Bild) ganz individuell die Temperatur und damit auch das Verhältnis der Wasser-Torf-Konsistenz auf den Wunsch des Patienten ab. Manche mögen es nicht ganz so „heiß" (45° C) und den Mooranteil in geringerem Ausmaß. In diesem Fall wird ein wenig kaltes Wasser hinzugemischt, es wird mit einem riesigen Holzlöffel durch die moorige Masse gerührt.

Der angemeldete Patient ist ein Herr, etwas über 50. Er kommt seit ein paar Jahren wegen seiner Rückenschmerzen aus Wien. Sein Blutdruck ist normal und er verträgt die wärmere Temperaturvariante sehr gut. Seine Wanne ist ordentlich gefüllt und die Temperatur entsprechend abgestimmt. Der Badetherapeut hat zwar die Temperatur schon im Fingerspitzengefühl, doch wird sicherheitshalber mit dem großen Thermometer nachkontrolliert. Indes wird der Patient zum Therapieren im spiegelglatt braunschwarzen und undurchsichtigen Heilwasser gerufen. Der Patient freut sich schon auf das Bad, es ist nicht sein erstes. Schnell hat er seinen Körper in der schwarzen Brühe untertauchen lassen, nur der Kopf schaut noch heraus. Er liegt entspannt auf einem Nackenkissen am Wannenrand auf und spiegelt sich in der schwarzen Wasseroberfläche. Ein Notrufknopf ist im Blickbereich angebracht. Er senkt die Augenlider und genießt das Torfbad.

Auch das Kurbad eines anderen Herrn dauert die klassisch dafür vorgesehenen 15 Minuten. Durch die thermophysikalische Wirkung ist einiges in Bewegung gekommen. Sein Körper hat sich hoch erwärmt, sein Gesicht erscheint ziemlich rot, während Schweißperlen seine Stirn übersäen. Seine Muskeln geben sich weich, sagt er erfreut, er fühle sich entlastet und im wahrsten Sinne des Wortes erleichtert. In diesen 15 Minuten hat die Haut alle heilenden Stoffe aus dem Torf aufgenommen, der maximale Sättigungsgrad ist erreicht, in 20 oder 30 Minuten Badezeit würde der Körper auch nicht mehr gesunde Substanzen aus dem Torfbad aufnehmen können.

Der Gast erzählt, dass es ein besonderer Genuss sei, zu spüren, wie der eigene Körper leicht wird und im Moorwasser zu schweben beginnt. Seinem gelösten Mund entfleucht ein kurzer Seufzer und dann: „… endlich wieder diese Wahnsinnswohltat!“ Interessiert beobachtet er beim Moorbaden, welch starken Auftrieb sein Körper erfährt. Es ist das hohe spezifische Gewicht des Torfes, das gegen das Körpergewicht des Badenden arbeitet. Dies wirkt sich auf Bandscheiben und Gelenke sehr vorteilhaft aus, da sie durch das Schweben im Torfbad um bis zu 80 oder 90 Prozent entlastet werden. „Unbeschreiblich angenehm“, murmelt er über der dunklen, warmen Wasseroberfläche. Durch die physikalische Entlastung fühlen sich die Gliedmaßen und Gelenke des Badenden als ganz leicht an, dadurch tritt eine angenehme Schmerzlinderung und starke Entspanntheit ein.

Eine andere Kurpatientin sagt, sie schwöre auf die Linderung von chronischen Beschwerden durch die Moorbäder. Und sie sei glücklich, dass sie die Schmerzen, die ihr Bewegungsapparat ihr verursache, mit natürlichen Mitteln, dem Torf, lindern könne. So kann sie die vom Arzt verordneten Medikamente, ohne die sie leider nicht mehr ganz auskomme, doch deutlich vermindern. Das macht sie froh. Sie beteuert, dass ihre Widerstandsfähigkeit und auch die Immunabwehr durch die Moorkur wieder zugenommen hat. Es ist bekannt, dass die Reduktion der Schmerzmittel grundsätzlich den Allgemeinzustand des Körpers stärkt. Der Heilmasseur bekräftigt die Erfahrung der Dame und schwärmt für das Moor von Bad Traunstein, das in unmittelbarer Nähe des Kurzentrums gehoben wird. Der kurze Transportweg und damit die Frische des Moores tun ihr Gutes in der Anwendung dazu, meint er. Seinen Patienten erklärt er immer wieder, dass das Heilmoor innerhalb vieler Jahrtausende aus Pflanzenresten, Bäumen, Kräutern und Wurzeln entstanden ist und viele wertvolle Mineralstoffe, Spurenelemente, Vitamine etc. enthält.

Die 7-fache Wärmewirkung im Moorvollbad

Die Wassertemperatur, die wir für unsere tägliche Brause mischen, entspricht in etwa 42° C. Die Temperatur eines 42° C warmen Torfbades nehmen wir auf unserer Haut jedoch anders wahr. Das Moorwasser fühlt sich subjektiv schon nach kurzer Zeit viel wärmer an – eben durch den Effekt der nachhaltigen Wärmespeicherung, anders gesagt: durch die Tatsache, dass es auf Grund seiner Zusammensetzung länger nicht abkühlt. Durch den dickflüssigeren Zustand des Torfbades kann die darin gespeicherte Wasserwärme gehalten werden. Die Wärme des Torfes passt sich erst mit der Zeit jener der Haut an, das bedeutet, der Torf isoliert gewissermaßen die Hautwärme nach außen ab und liefert langsam und beständig mehr Wärme nach.

Im Torfbad entwickelt sich die Wärme 7-fach im Vergleich zu einem normalen Wasserbad bei gleicher Ausgangstemperatur.[22] Der Badende spürt also in der Moorbadwanne die Wärme sieben Mal mehr. Dieser Effekt

Stärkung der Immunabwehr durch Moorvollbäder

Eine Patientin konsumiert gerade die dritte Serie von Moorbehandlungen innerhalb weniger Jahre. Sie verletzte sich die rechte Schulter bei einem Fahrradsturz auf dem Weg zur Arbeit, die Straße war eisig glatt. Außer dass sie mit starken Prellungen davonkam, wurden die Sehnen im Oberarmbereich ihres „Schreibarmes" verletzt. Der Arzt verordnete ihr zur längerfristigen Schmerzlinderung die Moorbäder. Die Schmerzen haben dadurch ziemlich nachgelassen. Sie ist äußerst froh darüber und weiß inzwischen, dass die Moorbehandlungen zu einer merklichen Verstärkung der Dehnkraft von Bändern und Sehnen geführt haben. Zusätzlich wird die Funktionstüchtigkeit ihrer Glieder durch physiotherapeutische Behandlung gestärkt. Kurärztin Dr. Magdalena Helmreich ergänzt in diesem Zusammenhang, dass im zähflüssigen Moorbad bei Bewegung ein Reibungswiderstand entsteht. Das heißt, für die Bewegung im Breibad muss ein größerer Kraftaufwand erbracht werden, als das im Wasserbad der Fall wäre. Das Bewegungstraining gestaltet sich unter diesen Bedingungen viel intensiver und der Heilungserfolg geht damit Hand in Hand. Darüber hinaus nimmt die Patientin wahr, dass sich durch die Moorvollbäder nicht nur ihre Schulter im Heilungsprozess befindet, sondern dass auch andere Bereiche des Stützapparats, wie die Wirbelsäule, gestärkt werden. „Meine Gelenke fühlen sich an wie neu geschmiert", gibt sie strahlend zu verstehen. Noch eine Sache ist ihr aufgefallen: ihre gesteigerte Fitness. Ihre Bewegungsabläufe gelingen reibungsloser und sie findet ihr „Körpergefühl irgendwie beglückend". Im vergangenen Jahr litt sie zudem weder an Erkältung noch an Grippe. Ein Zeichen, dass ihr Immunsystem stabilisiert wurde – auf der Basis des natürlichen Heilstoffes Torf.

geht wahrlich unter die Haut und bis in den Kern des Körpers. In der Folge kommt es zum Auftrieb, dem sogenannten hydrostatischen Druck. Dieser verlagert das Blutvolumen in die obere Körperhälfte, wodurch die Herzleistung gesteigert wird. Das ist die Ursache, warum manche Menschen ein Moorbad nicht so gut aushalten können, es wird ihnen „zu eng" in der Wanne. Für Menschen mit Bluthochdruck ist es deshalb nicht geeignet. Die Abkühldauer des Moorbadwassers ist 5 bis 15 Mal geringer als die von purem Wasser.

Die Steigerung der Selbstheilungskräfte

Durch die thermische Einwirkung des Moorbades erfährt der Körper eine Steigerung der Infektabwehr. Der Genuss von Moorbädern ruft die Aktivierung des Stoffwechsels hervor, was die Immunabwehr stärkt. Auf diese Weise kann das Selbstheilungspotenzial des menschlichen Körpers besser intakt bleiben. Eine Moorbehandlung wirkt wie eine „Reizkur", sie stimuliert den Körper dahingehend, dass die Selbstheilungskräfte neu zur Entfaltung gebracht werden. Dr. Helmreich spricht in diesem Zusammenhang von der „Imitierung von Heilungsvorgängen", die durch die Thermoreize (Kältereiz, Wärmereiz), welche zu Stoffwechselveränderungen im Körper führen, hervorgerufen werden. Im Vivea Gesundheitshotel Bad Traunstein werden nach „Dr. Moor" thermische Behandlungsmethoden nicht isoliert angewendet, sie sind jeweils Teil eines Behandlungsplans, also in verschiedene Therapiekombinationen integriert.

Entspannung pur durch Wärmedynamik

Die Wärme des warm bis heiß temperierten Moorbades geht durch die isolierende Einwirkung des Torfes nur langsam auf den Körper über. Sie bleibt lange konstant und hält ihn deshalb umso länger warm. Die einzigartige Zusammensetzung des Torfes gibt vor, dass er nicht wärmeleitend ist, eben deshalb kann keine Strömung im Bad aufkommen. Die Wärme im Moorbad wirkt thermostatisch und hält sich aus diesem Grund längerfristig. Der Körper fühlt sich gleichmäßig warm umhüllt. Die absolut maximale Badetemperatur für ein Moorvoll- oder Moorbreibad wird bei 45° C angesehen. Da das Torfwasser – wie schon erwähnt – länger nicht abkühlt, strengt die statische Wärme den Organismus des Körpers recht an. Im Moorhalb- oder Teilbad darf die Temperatur höher sein, nämlich bis zu 50° C (Kovarik). Dies erhöht den Pulsschlag ziemlich, wodurch die Gesamtdurchblutung im menschlichen Körper gesteigert wird. Die Auswirkung ist, dass die Muskeln oder andere Körperregionen sehr viel stärker durchblutet und dadurch weicher werden (manche sind von Natur aus ohnedies schlechter durchblutet). Verspannungen lösen sich, Schmerzen lassen nach. Es wird ein nachhaltiger Entspannungszustand erreicht und es kommt so zu einer allgemeinen Linderung von Muskel- und Gliederschmerzen.

Wer entscheidet die Temperatur des Moorbades?

Das Moor- beziehungsweise Torfbad zeigt eine thermische Wirkung auf den menschlichen Körper. Die dunkle Substanz, ob mit mehr oder weniger Wasser vermischt, wird für ein Vollbad generell auf ca. 39-42° C, oft auch auf 45° C erhitzt. Dabei wird auf die persönliche Hitzewahrnehmung beziehungsweise die vom Kurarzt empfohlene Temperatur Rücksicht genommen. Die meisten Patienten vertragen die 45° C sehr gut. Wenn das Bad subjektiv zu heiß oder zu kalt empfunden wird, regelt der Badetherapeut den Ausgleich. Die thermophysikalische Wirkung, die sich in der verlässlichen Temperaturkonstanz zeigt, bildet die Voraussetzung für eine bessere Durchblutung des Körpers. Durch die thermische Überwärmung wird die Gesamtdurchblutung zu Gleichmäßigkeit angeregt. So gelangt die Wärme auch in die ansonsten nicht so gut durchbluteten Körperregionen.

Wie entsteht das künstliche Fieber im Moorbad?

Während wir ein Moorbad genießen, setzt ein thermischer Vorgang ein: Die Torfpartikel auf der Haut bewirken im Körper einen leichten Temperaturanstieg, indem sie einerseits dem Körper Wärme zuführen und andererseits die Körpertemperatur nach außen isolieren. Es kommt zur Erhöhung der Körperkerntemperatur, erklärt Dr. Magdalena Helmreich. Das bedeutet, dass im Körperinneren die Temperatur steigt, wodurch auf sanfte Weise eine Art Heilfieber hervorgerufen wird. 1° C Erhöhung der Körpertemperatur bewirkt 50 Prozent Steigerung der körpereigenen Immunabwehrkraft.

Das leichte künstliche Fieber, das der Körper durch das 15-minütige Verweilen im Moorbrei- wie auch im Moorvollbad entwickelt hat, kann einige Stunden anhalten. Deshalb wird den Patienten geraten, nach dem Bad zu ruhen, damit der Heilvorgang seine Wirkung besser entfalten kann. Schließlich sind die chemisch-physikalischen Einwirkungen auf den Organismus ziemlich anstrengend, weshalb der Ruhezustand umso mehr gefordert ist.

Vorsicht beim Ausstieg aus der Wanne

Während eines Moorbades wird besonders auf jene Körperteile, die unter Wasser liegen, ein hydrostatischer Druck ausgeübt. Dadurch steigt wie beschrieben mehr Blut in den oberen Körperteil, der Blutdruck wird leicht gesteigert. Beim Ausstieg aus der Moorwanne kann es durch den plötzlichen Abfall der Druckeinwirkung passieren, dass auch der Blutdruck minutenschnell fällt und dass dem Badenden deshalb schwindelig wird. Hier ist besondere Vorsicht geboten. Dem kann vorbeugt werden, indem der Patient so lange in der Wanne sitzen bleibt, bis das Moorwasser langsam abgelassen wurde.

Tipp – Womit duschen nach dem Moorbad?

Beobachtungen haben gezeigt, dass sich viele Menschen nach der so wertvollen Moorbehandlung (und auch alltäglich) mit einem völlig banalen Duschmittel waschen. Diesen Fehler sollte man nicht begehen! Wir glauben, unserer Haut etwas Gutes zu tun, und besorgen uns ein „sanftes Duschgel", das gut riecht oder dessen Farbe und Fluidum uns gefällt, oder manchmal finden wir nur schon die Verpackung unwiderstehlich. Leider wissen nur wenige Verbraucher, dass zahlreiche, gewöhnliche Duschmittel, deren Etiketten versprechen, die Haut zart und geschmeidig zu machen, gegenteilige Stoffe beinhalten: aggressive Tenside! Sie garantieren eine schöne Schaumbildung wie auch eine gut fettlösende Wirkung. Gerade deshalb werden sie Reinigungsmitteln beigemengt, was zur Fleckentfernung durchaus vorteilhaft ist.

Bei einem Check im Regal eines Drogerieladens fanden sich gleich mehrere Haarpflegeprodukte, sogar solche von renommierten Marken, die aggressive Sodium-Laureth-Sulfate (SLES) enthalten. Diese Substanzen reinigen unsere Haut viel zu intensiv, sie leidet darunter, wird irritiert und zu trocken (wie auch das Haar), kann Schuppen bilden oder stellenweise aufquellen, haben negative Auswirkungen auf die Augen (unangenehme Rötungen).

Mit gutem Gewissen kann hier auf Bio- und Naturkosmetikprodukte verwiesen werden, Körperpflegemittel aus dieser Kategorie werden auf Pflanzenbasis hergestellt. Sie dürfen keinesfalls unverträgliche Substanzen aufweisen. Ihre waschaktiven, natürlichen Glucose-Tenside wirken hautneutral. Es empfiehlt sich, seinen Körper nach einem wohltuenden Moorbad nur kurz mit reinem Wasser abzuduschen oder, wer es lieber mag, mit einem naturkosmetischen Pflegezusatz.

Ruhe nach dem Bad

Nach dem Verlassen der Moorwanne stellt sich ein Herr gegenüber unter die Dusche, um sein erdiges Schwarz kurz abzuspülen. Die Haut fühlt sich seidig an, schildert er, und die Wärme wirke jetzt noch schön nach, obschon das Brausewasser nur lau temperiert war. Beim Ausstieg aus der Wanne lässt er anklingen, wie herrlich er sich nun fühle, aber zugleich spüre er eine ziemliche Müdigkeit. Ihm sei bewusst, dass das Bad langfristig nicht nur seine Rückenschmerzen lindere, sondern dass er sich insgesamt wie „runderneuert“ fühle, ein typischer Begriff aus seiner Berufssparte.

Nach dem Torfbad gibt sich der Körper voll entspannt. Doch ist nicht zu unterschätzen, wie sehr sich die chemische Einwirkung von Torf auf den Körper spürbar macht. Nach dem Bade zu ruhen empfiehlt sich sehr, weil der durch das Torfbad angeregte Stoffwechsel sich in der Phase der Ruhe in erhöhtem Maße fortsetzen kann. In dieser Nachwirkzeit wird der gesamte Organismus beinah umgestellt, ein Zuviel oder Zuwenig wird ausgeglichen. Nerven, Kreislauf und Immunabwehr werden gestärkt. Die Kurzentren bieten daher Ruheräume an, wo viele Patienten das Relaxen bei entspannter Atmung genießen. Unterstützend wirkt dabei der Duft nach frischen ätherischen Kräutern. Andere wiederum nicken darüber ein.

Wegen des hohen hydrostatischen Druckes ist das Torfbad nicht für jeden gleich gut verträglich, das Herz des Torfbadenden sollte kompensationsfähig sein. Daher müssen Menschen mit Herz-Kreislauf-Problemen vor einer Moorbadkur einen Arzt konsultieren, in Kurhäusern wird dies ohnehin verbindlich durchgeführt. Auch Venenkranke (mit frischer Thrombose), Schwangere, Menschen mit einer akuten Infektion, mit Bluthochdruck oder einer überempfindlichen Haut sollten auf ein Moorbad eher verzichten. Letztlich entscheidet aber der Arzt, wer ein Moorbad in Anspruch nehmen soll und darf. Er ist es, der es verordnet.

Badetorf in der Schmerztherapie

In der Schmerztherapie finden Torfanwendungen großen Anklang durch ihre schmerzlindernde Wirkung. Gleichwohl eignen sich Moorteilbäder dafür, wenn die Schmerzregion sich im Unterleib befindet. Dieses Heilverfahren geht meist von unterschiedlichen therapeutischen Maßnahmen aus, das heißt neben einer Moorbadkur werden auch psychosomatische oder psychologische Behandlungsformen angewandt, um chronische Schmerzen zu reduzieren. In zahlreichen Kurzentren wird neben den physikalischen Therapien die Möglichkeit zu psychotherapeutischen Beratungsgesprächen geboten.

Der Behandlungsplan zur Linderung eines schmerzhaften, chronischen Leidens sieht in der Regel 6 bis 10 ambulante Moorbäder oder Moorpackungen vor (je nach Leistung der Krankenkassen), die pro Halbjahr vom Arzt verordnet werden können. Ein Patientin ist aus einem Vorort von Linz angereist. Sie lässt sich hier mit warmen Moorpackungen gegen ihre Abnützungserscheinungen und damit verbundenen Schmerzen versorgen. Zusätzlich nimmt sie physiotherapeutische Behandlungen in Anspruch, das sei sehr wohltuend und ergänze sich optimal, versichert sie. Auf die Frage, ob sie vorher auch ein Bad genossen habe, antwortet sie mit „nein", das halte sie nicht aus, das dunkle Wasser in der Wanne und die Wärme brächten sie in ziemliche Bedrängnis. Ihr Mann allerdings, erzählt sie weiter, sei auch da, eben wegen der Moorbäder, er liebt sie. Eine Dame aus Innsbruck sitzt im Vorraum zu den Wannenbädern und wartet auf ihr Moorbad. Sie erzählt, dass sie schon viele Operationen durchgemacht habe, zuletzt wurde ihr ein neues Schultergelenk einoperiert. Wenn sie gewusst hätte, dass dies mit monatelangen und ununterbrochenen Schmerzen verbunden ist, hätte sie die OP sein lassen, gesteht sie. Umso mehr freue sie sich auf die Moorkur, die schlage bei ihr am besten an. Sie hatte bereits Erfahrungen mit verschiedenen anderen Kuren, die sie vorher in Anspruch genommen hatte, wie Sole-, Fango- und Schwefelheilwasser.

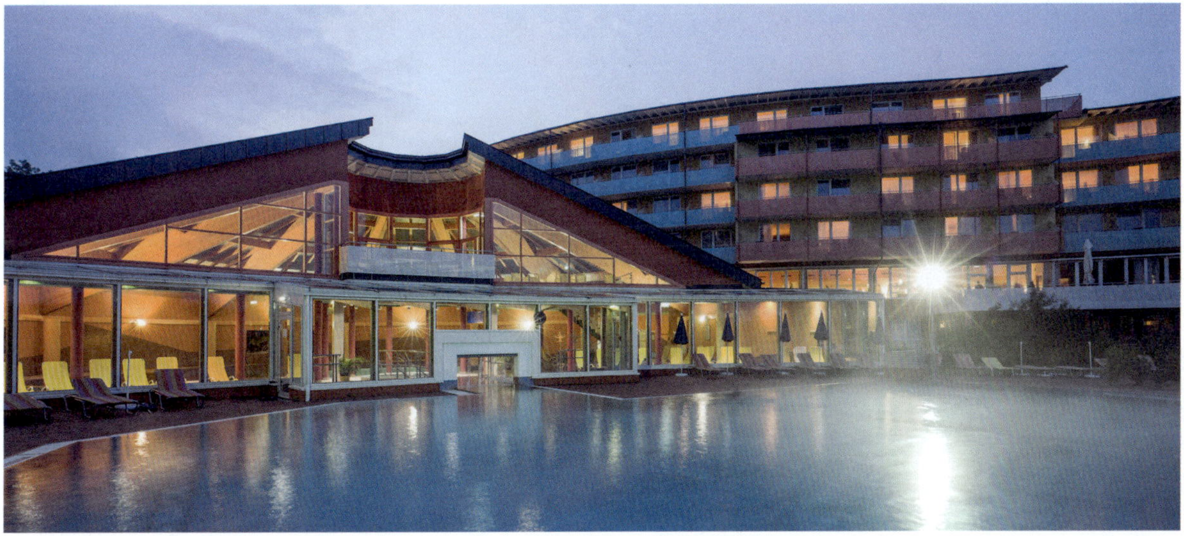

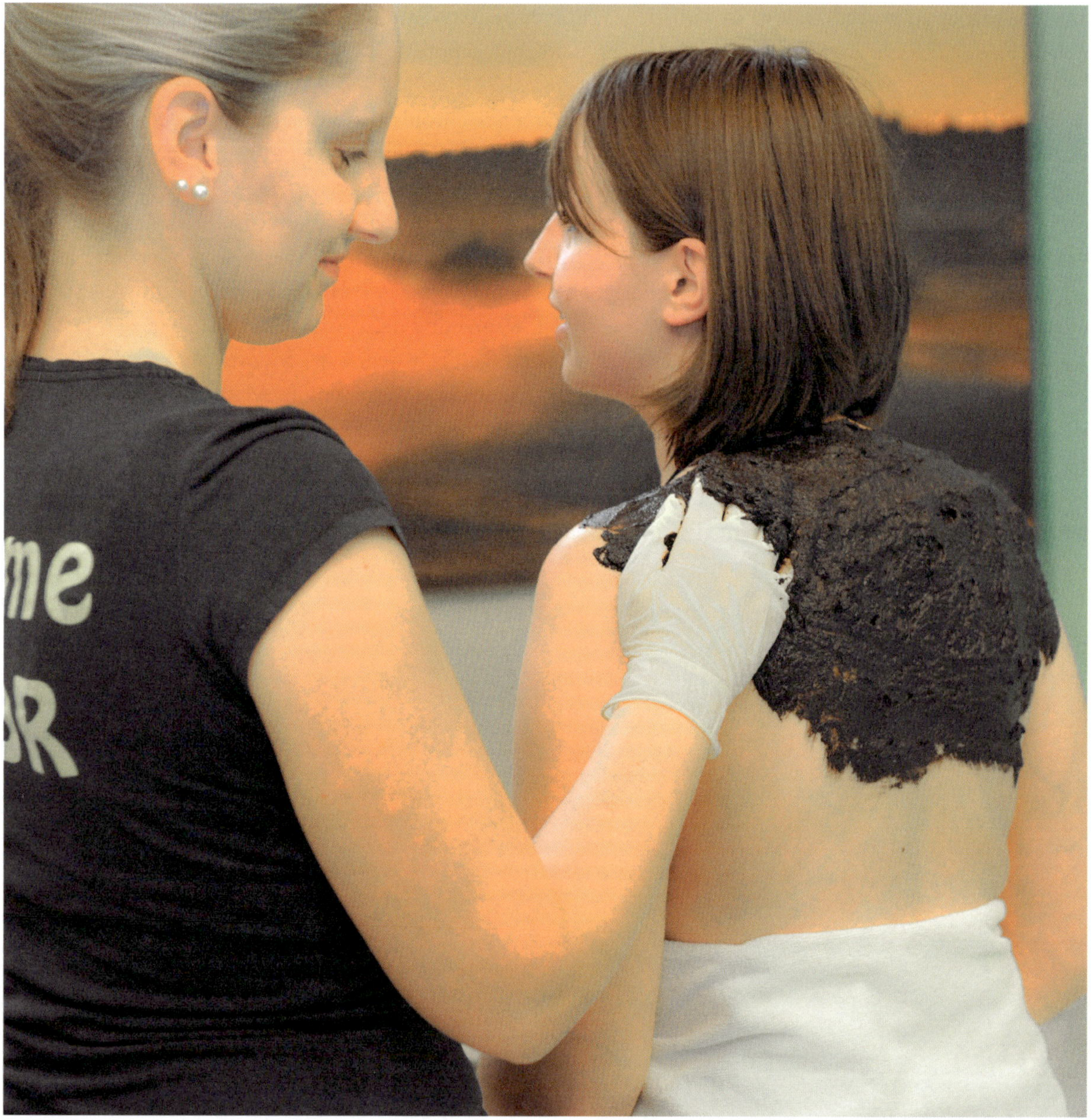

Torf für schmerzende Nervenenden

Torftherapien haben sich als äußerst hilfreich im Bereich der postoperativen Nachbehandlungen erwiesen. Patienten mit Narbenbehandlungen, vor allem Stumpfbehandlungen, haben sich sehr positiv über die Einwirkung des Torfes auf ihre Vernarbungen geäußert. Sie berichten, dass die durch die Operationen oft in Mitleidenschaft gezogenen Nervenbahnen und vor allem die Nervenspitzen auf die Torfbehandlung sehr gut reagieren. Heiltorf hat eine beruhigende Wirkung auf Nerven.

Moorsitzbäder gut für Frau und Mann

Die Natur macht in der Heilanwendung keinen Unterschied zwischen den Geschlechtern, und so eignet sich das Moor als Heilmittel für Frauen ebenso gut wie für Männer. Beim Moorsitzbad sitzt der Patient aufrecht in der Wanne, in der das Moorwasser etwa hüfthoch eingelassen ist. Die Temperatur kann im Teilbad recht hoch gehalten werden, bis ca. 46° C. Dies bringt eine starke Durchblutung im Unterleib in Gang und wirkt krampflösend. Da die Heilsubstanzen des Torfes antibakterielle und antibiotische Wirkung zeigen, eignen sich Moorsitzbäder bestens bei zum Beispiel chronisch urologischen Erkrankungen, auch bei Herpes- oder Pilzinfektionen im Genitalbereich. Ebenso können Störungen im Bereich der Harn- und Samenwege desgleichen Entzündungen der Vorsteherdrüse (Prostatitis) mit gutem Erfolg durch Mooranwendungen behandelt werden. Überdies erwiesen sich Moorbehandlungen in Form von Sitz- oder Teilbädern bei gynäkologischen Leiden als sehr wirksam und werden immer öfter in Anspruch genommen, speziell im Falle von chronischen Entzündungen der weiblichen Genitale und ihren Folgezuständen, bei Zyklusstörungen, bei einer Unterfunktion von Eierstöcken und Unfruchtbarkeit, aber auch bei Wechselbeschwerden.

Wie kommt man in den Genuss einer Moorkur?

In der Regel suchen Menschen mit den bereits beschriebenen gesundheitlichen Beschwerden einen Arzt (Hausarzt oder Facharzt) auf. Betrifft es den Bewegungsapparat, werden für gewöhnlich physiotherapeutische Behandlungen verordnet und zusätzlich balneologische Empfehlungen abgegeben. In diesem Fall eignen sich Kurzentren mit Heilwasser oder Heilpeloiden (wie Moor/Torf) für einen längerfristigen, eventuell dreiwöchigen Aufenthalt, um den Wirkungsgrad der Behandlungen optimal auszunutzen. Wenn Patienten in

Österreich aufgrund medizinischer Notwendigkeit vom Arzt eine „Kur verschrieben“ bekommen, ist der nächste Schritt der Gang zur Krankenversicherung. Dort wird um eine Bewilligung der Kur und um eine zumindest teilweise Rückerstattung der Kuraufenthaltskosten angesucht. Nach der Genehmigung wird eine passende Kureinrichtung bestimmt.

Natürlich bleibt es jedem unbenommen, seine Moorbehandlungen unabhängig in Anspruch zu nehmen, wobei zu bedenken ist, dass Moorbäder nur auf ärztliche Anordnung durchgeführt werden. Das Vivea Gesundheitshotel Bad Traunstein bietet für diesen Fall Heilmoorwochen wie auch Venen-Aktiv-Wochen (mit Kaltmooranwendungen) an, die vorsorglich ein ärztliches Beratungsgespräch und therapeutische Leistungen beinhalten. Glücklicherweise wird neben dem klassischen Kurbetrieb immer öfter auf gesundheitsbewusste, erholungsuchende Menschen gesetzt, die Körper und Seele in Einklang bringen wollen.

Entschlackungskur für Gesunde

Das Moorbad ist nicht nur ein Heilmittel für Erkrankte oder Verletzte. Auch gesunde Menschen können es genießen und ziehen einen großen Vorteil daraus: Neben der physikalischen Wirkung des Moorbades (Entspannung) hat es ebenso chemische Einflüsse auf den Körper des Gesunden. Denn eine Moorbadkur zieht durch die intensive Tiefenwirkung eine gründliche Entschlackung nach sich. Die biochemischen Substanzen des Torfes dringen über die Poren in das Körperinnere ein. Dadurch werden die körpereigenen Stoffwechselgifte schneller gelockert und leichter ausgeschieden. Durch den Entschlackungsprozess von innen findet eine sanfte Reinigung des Körpers statt. Das Immunsystem bleibt widerstandsfähiger.

Heilen mit Moorauflagen

Hier muss vorangestellt werden, dass der Begriff „Moorpackung“ in der Praxis häufig für „Moorwickel“ verwendet wird. Dr. Magdalena Helmreich stellt klar, dass Packungen grundsätzlich Anwendungen nach Wickelart sind, das bedeutet, dass mehr als zwei Drittel des Körpers bedeckt werden. Der Unterschied zwischen der Bezeichnung „Packungen“ und „Wickel“ liegt praktisch in der Anwendungsfläche am Körper.[23] Es gibt übrigens auch Ganzkörpermoorpackungen. Die Moorauflage beziehungsweise Torfauflage auf die Haut des Menschen ist eine jahrhundertealte Technik, um eine bestimmte Körperregion von Schmerzen oder ande-

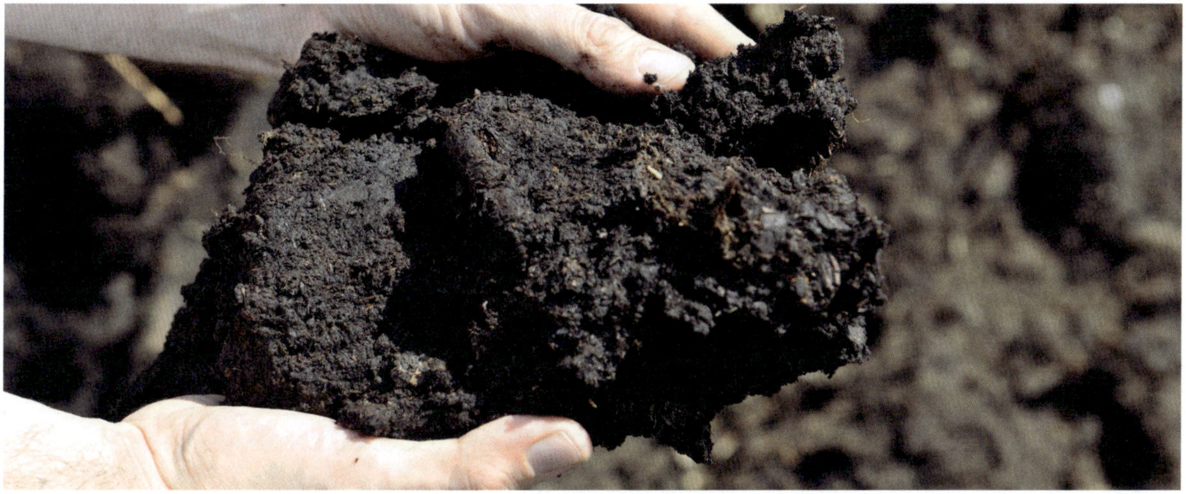

ren Problemen zu befreien. Der konzentrierte Auftrag von Moorpaste erwirkt die lokale Überwärmung einer betroffenen Körperzone und steigert hier die Durchblutung. Je nach Beschwerde wird der Moorbrei warm (40° C) oder kalt (teils mit Eis auf 4° C heruntergekühlt) in Form von Umschlägen, Wickel beziehungsweise Packungen aufgetragen.

Eine kalte Moorpackung ist in einer akuten Phase von Entzündungsprozessen förderlich, wenn ein abschwellender Effekt[24] gewünscht wird, beispielsweise nach akuten posttraumatischen Ereignissen zur Schmerzlinderung. Dr. Magdalena Helmreich empfiehlt kalte Moorpackungen auch zur Behandlung spastischer Zustände. Als Kontraindikation gibt sie arterielle Verschlusskrankheiten, Kälteurtikaria, Kryoglobulinämie und ausgeprägte Sensibilitätsstörungen an.

In der „Moorküche" wird der frische Torf aus der Moormühle in einen Behälter abgelassen. Anschließend wird er in einem großen, runden Edelstahlgefäß unter Beigabe von etwas mehr als körperwarmem Wasser zu einem dicken, pastosen Brei verrührt. Die zubereitete Menge entspricht der benötigten Tages- oder Halbtagesration. Der Therapeut entnimmt mit einem Spatel jeweils so viel Torfbrei, wie es für den Auftrag auf einen Rücken braucht. Diese Menge gibt er auf einen Rechaud zum kurzen Erwärmen durch Warmluft. Anschließend trägt er den pastosen Brei auf die bloße Haut des Patienten auf. Der Heiltorf wird 15 bis 20 Minuten auf dem Körper zum Einwirken gelassen. Auch hier empfiehlt sich eine Nachruhezeit von etwa 60 Minuten.

Moorpackung besser ohne Folie

Moorpackungen werden heute vielfach in Kurhäusern verordnet. Sie fehlen aber auch nicht in der Umgebung von physiotherapeutischen Praxen. Moorpackungen erweisen sich als unersetzliches Heilmittel gegen Rücken-, Nacken- und Halswirbelbeschwerden. Die Verfasserin war allerdings sehr überrascht von der ersten Moorpackung, die ihr vor vielen Jahren in einer Salzburger Physiotherapiepraxis auf den verspannten Rücken gelegt wurde: Das Moor war in eine dichte Folie eingehüllt, das bedeutet, es wurde nur mit dem lang anhaltenden Wärmeeffekt von Moor gearbeitet, und es hat geholfen! In Kurzentren wird hingegen nicht nur auf die Kraft der Wärme einer Moorpackung gesetzt, sondern auch auf die biochemisch wirkenden Inhaltsstoffe des Torfbreies. Dieser wird den Patienten direkt zentimeterdick zum Beispiel auf den Rücken aufgetragen. Der Patient profitiert dabei von der doppelten Wirkung.

Tipp! – Moorpackungen aus dem Handel

Bei der Besorgung von Moorprodukten, die im Handel vertrieben werden (Badekonzentrate, Moor-Einmalpackungen, Dosen mit Moorbrei für mehrere Anwendungen), sollte der Kunde ein ganz besonderes Augenmerk auf den Hersteller und den Ursprungsort legen. Denn auch in diesem Bereich wird leider viel angeboten, das nicht mehr als eine „gepanschte Masse" und in der Anwendung demnach nutzlos ist.

Moorwickel eignen sich als unkomplizierte, lokale Auflage bei unterschiedlichen Leiden. Sie werden etwa bei Gelenks- und rheumatischen Beschwerden, ebenfalls bei Zerrungen durch eine Sportverletzung appliziert. Die benötigte Torfmasse ist von dickbreiiger Konsistenz und zeigt bei direktem Auftrag auf die Haut eine heilende Wirkung, zum Beispiel auf die bereits genannten Leiden, aber auch auf chronische Erkrankungen der Leber und Gallenwege. Man kann also Hand-, Gelenks-, Bein- oder Bauchwickel aufbereiten. Über die Torfmasse auf der schmerzenden Stelle wird ein Stoffwickel angebracht, sodass der Torf richtig an die Haut angedrückt wird. Dadurch können die im Torf enthaltenen Huminsäuren ebenso wie Mineralstoffe besser in die Poren der Haut eindringen. Huminsäuren wirken antibakteriell und entzündungshemmend. Wenn eine Entzündung vorliegt (auch bei Venenentzündung), sollte darauf geachtet werden, eher einen kalten Wickel aufzulegen. In der Regel sind acht bis zehn Applikationen zur Ausheilung notwendig. Auch bei einem Krampfaderleiden, von dem jede zweite Frau betroffen sein soll, wirkt eine Moorauflage therapeutisch. Hier werden Moorwickel, die auf 4° C gekühlt sind, auf die Unterschenkel und Füße aufgetragen. Durch die Einwirkung des Heilmoores arbeitet die Muskelpumpe im unteren Beinbereich besser, wodurch der Rückfluss des Blutes in den Venen unterstützt wird. Anwendungszeit: ca. 20 Minuten, kann bei schmerzhaftem Venenleiden oder Venentrauma mehrmals täglich praktiziert werden, erklärt die Heilmoor-Expertin Dr. Helmreich.

Moorwickel, Torf auf der nackten Haut

In der „Moorküche" bereitet Heilmasseur und Moortherapeut Erwin einen Moorwickel für eine junge Patientin vor. Die Bürokauffrau ist von argen Rückenschmerzen geplagt, die vom täglichen, lang anhaltenden Sitzen und einer wohl ungünstigen Haltung herrühren. Sie liegt auf dem Bauch und bekommt den warmen Torfbrei auf den Rücken gestrichen, ein Tuch wird darübergelegt. Jetzt dreht sie sich im Liegen auf den Rücken, das Moor wird von unten an ihre Haut gepresst. Die Wärme beginnt angenehm einzuwirken, die junge Dame fühlt sich wie in einem Schwitzkasten. Die Moorwärme-Einwirkung ist nach kurzer Zeit so weit in Gang, dass ihre Muskeln weich und die Gefäße erweitert werden. Die gesteigerte Durchblutung lässt Entspannung und Schmerzlinderung aufkommen. Nach einer Serie von Moorpackungen werden die Rückenschmerzen abgeklungen sein. Der Vorteil von der „Moorpaste" direkt auf der Haut, also Moor ohne Verpackung, ist der, dass durch den engen Kontakt von Torfbrei und Haut die im Torf enthaltenen Huminstoffe über die Poren optimal absorbiert werden. Der Torf wirkt also nicht nur mittels seiner Wärme ein, sondern seine kostbaren Heilstoffe dringen mit der Einwirkungszeit über die Haut in den Körper ein.

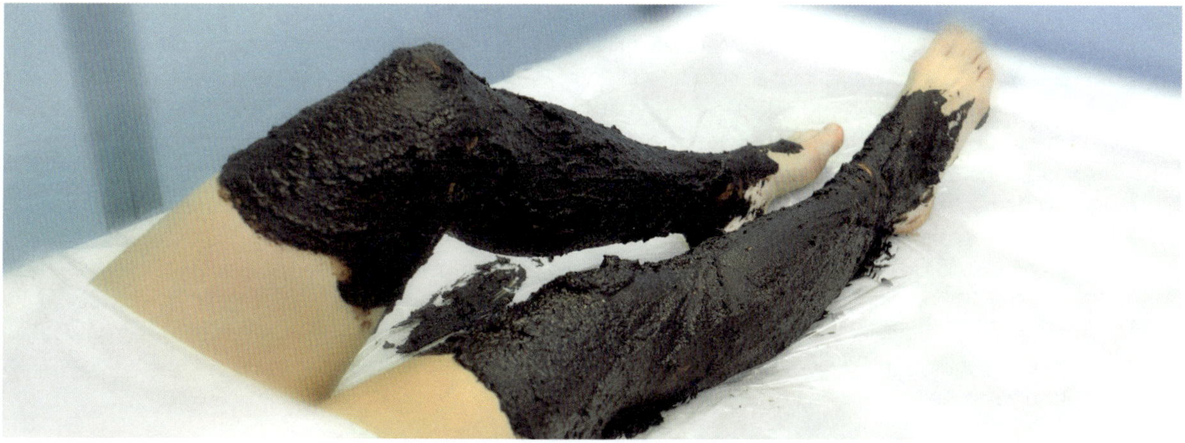

Moorwickel helfen bei Schleimbeutelentzündung

Just während des Verfassens dieses Buches hatte die Autorin die Möglichkeit, eine Behandlung einer Schleimbeutelentzündung durch Torfanwendung mitzuerleben. Wie spielte sich das ab? Von Tag zu Tag wurden die Schmerzen stärker und plötzlich litt der liebe Wissenschaftler an meiner Seite an einer Schleimbeutelentzündung am Hüftgelenk. Ein solches Leiden kann aus oft nicht nachvollziehbaren Gründen auftauchen. Die Entzündung schmerzte so sehr, dass es nicht mehr möglich war, auf der betroffenen Hüftseite zu liegen. Der Arzt verordnete entzündungshemmende Tabletten, die in Kombination mit Magenschutztabletten eigenommen werden. Er wies darauf hin, dass es sich um eine „langwierige Geschichte" handle. Ich mischte mich ein und wollte ihm das Heilen durch Moorauflagen einreden, hatte ich doch von vielen Menschen darüber nur Positives gehört. Aber sein Misstrauen war zu groß. Als nach 14 Tagen die Tablettenkur keine spürbare Verbesserung brachte, ließ er sich überreden.
Durch die Beschäftigung mit der Materie in Hinblick auf dieses Buch hatte ich gelernt, dass Entzündungen eher mit einer kalten „Portion" Torf behandelt werden sollen. Also legte ich ihm einen schwarzen Batzen auf die Hüfte, nach oben mit einer Folie abgedeckt. Schon nach zehnminütiger Auflage meinte er: „Ich konnte es mir nicht vorstellen, aber die Wirkung ist nach dieser kurzen Zeit bereits enorm. Ich spüre, wie es an der kranken Stelle arbeitet. Es fühlt sich an, als gäbe es einen Energieaustausch zwischen der Torfauflage auf der Haut und dem Inneren des Hüftgelenks." Die weiteren Anwendungen erfolgten regelmäßig und doch über drei bis fast vier Wochen, die Tabletteneinnahme war bald nach dem Beginn mit der Torfkur eingestellt worden, nicht zuletzt um zu beobachten, ob der natürliche Heilstoff eine Wirkung zeigt. Eine ärztliche Nachuntersuchung ergab, dass die Entzündung schließlich ausgeheilt war. Geduld ist in so einem Fall angesagt, jedoch das Gefühl, von der Kraft der Natur geheilt worden zu sein, war zusätzlich erhebend.
Die Mooranwendung wirkte, so beschrieb es der skeptische Wissenschaftler, wie eine schmerzstillende Spritze. Anfangs dauerte die schmerzfreie Zeit nach der Torfauflage etwa zwei Stunden, mit der Zeit jedoch immer länger. Der subjektive Eindruck der Wirkkraft schon nach zehn Minuten blieb bis zum Ende gleich stark: „Fabelhaft!". Die etwa zwei Zentimeter dicke Torfauflage wurde etwa 20 Minuten, fallweise (weil so wohltuend) auch etwas länger auf dem Hüftgelenk belassen, obschon die Effizienz der huminstofflichen Einwirkung nach rund 15 Minuten abgeschlossen ist. Es war auch wichtig, sich dabei zu entspannen und nicht über Alltagssorgen oder andere komplexe Vorkommnisse nachzudenken.
Moortherapeuten raten, nach ein paar Anwendungen, mit der Zeit den Torf leicht anzuwärmen und ihn etwas weniger als hautwarm aufzulegen. Bei vielen Behandlungen bewährt sich dieses „Einschleichen" von Wärme, was die Durchblutung und damit die Reinigung der erkrankten Stelle steigert. Bei meinem privaten „Versuchskaninchen" half es nicht. Als wir es ausprobierten, wurde das ansonsten wahrgenommene „innere Arbeiten" an der betroffenen entzündeten Stelle vermisst, was frustrierte. Als Laien waren wir neugierig und wussten eigentlich nicht, wann das Ende der Gesamtanwendungen festgelegt werden sollte. Aber es war einfach: Es stellte sich ein, indem kein subjektives Verlangen mehr nach der Moorauflage aufkam.

Die Behandlungsstatistiken unterschiedlicher Arztpraxen verdeutlichen, dass Moorumschläge (Moorwickel) vielen Menschen auch bei der Heilung von Venenentzündungen geholfen haben. In diesem Falle müssen die Umschläge sehr kühl sein. Aus Ärzteberichten ist zu erfahren, dass Patienten mit Leberzirrhose geholfen werden konnte, indem ihnen Moorwickel an der Bauchflanke aufgelegt wurden. Das große Entgiftungsorgan wurde durch die Heilsubstanzen im Moor bei seiner Körperfunktion unterstützt. Freilich gäbe es hier noch mehr Beispiele zu erzählen (Kropf, Schilddrüse, Moorpads auf pilzerkrankte Stellen etc.).

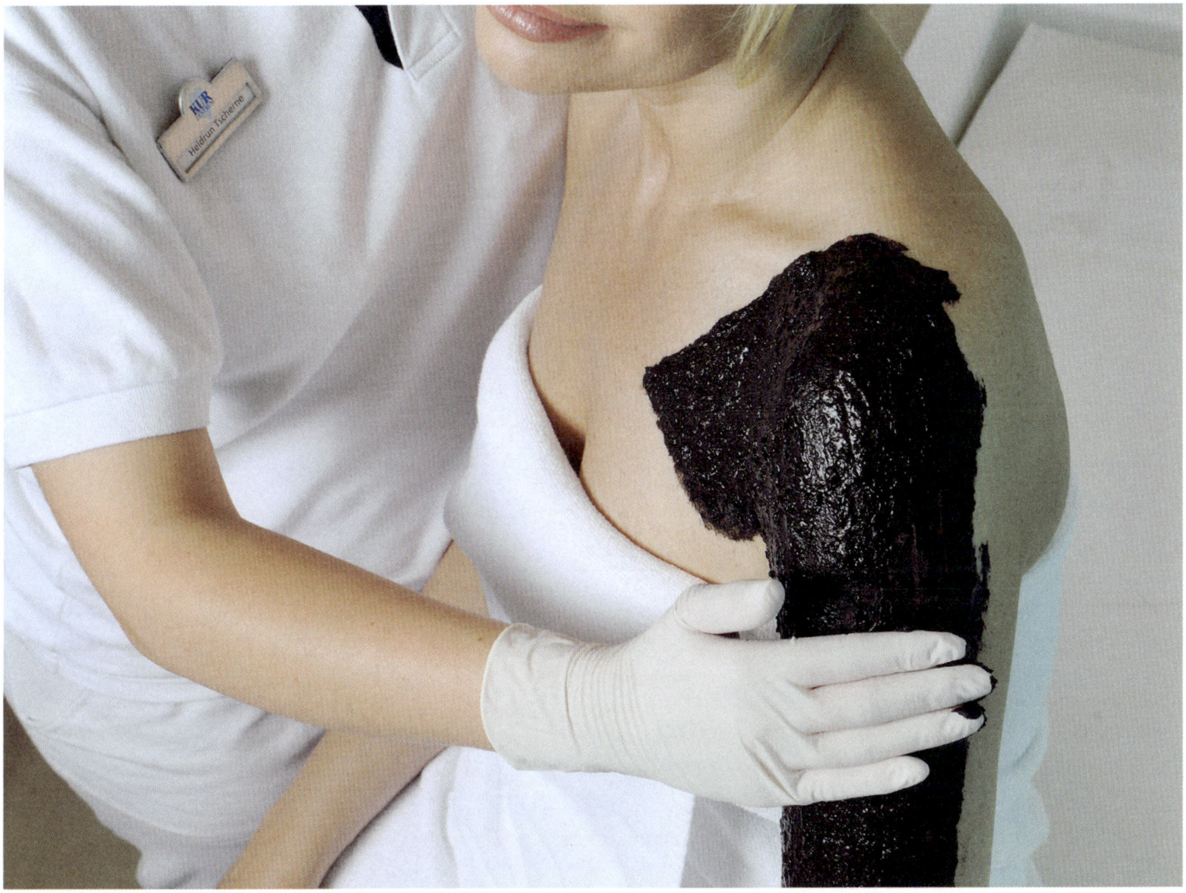

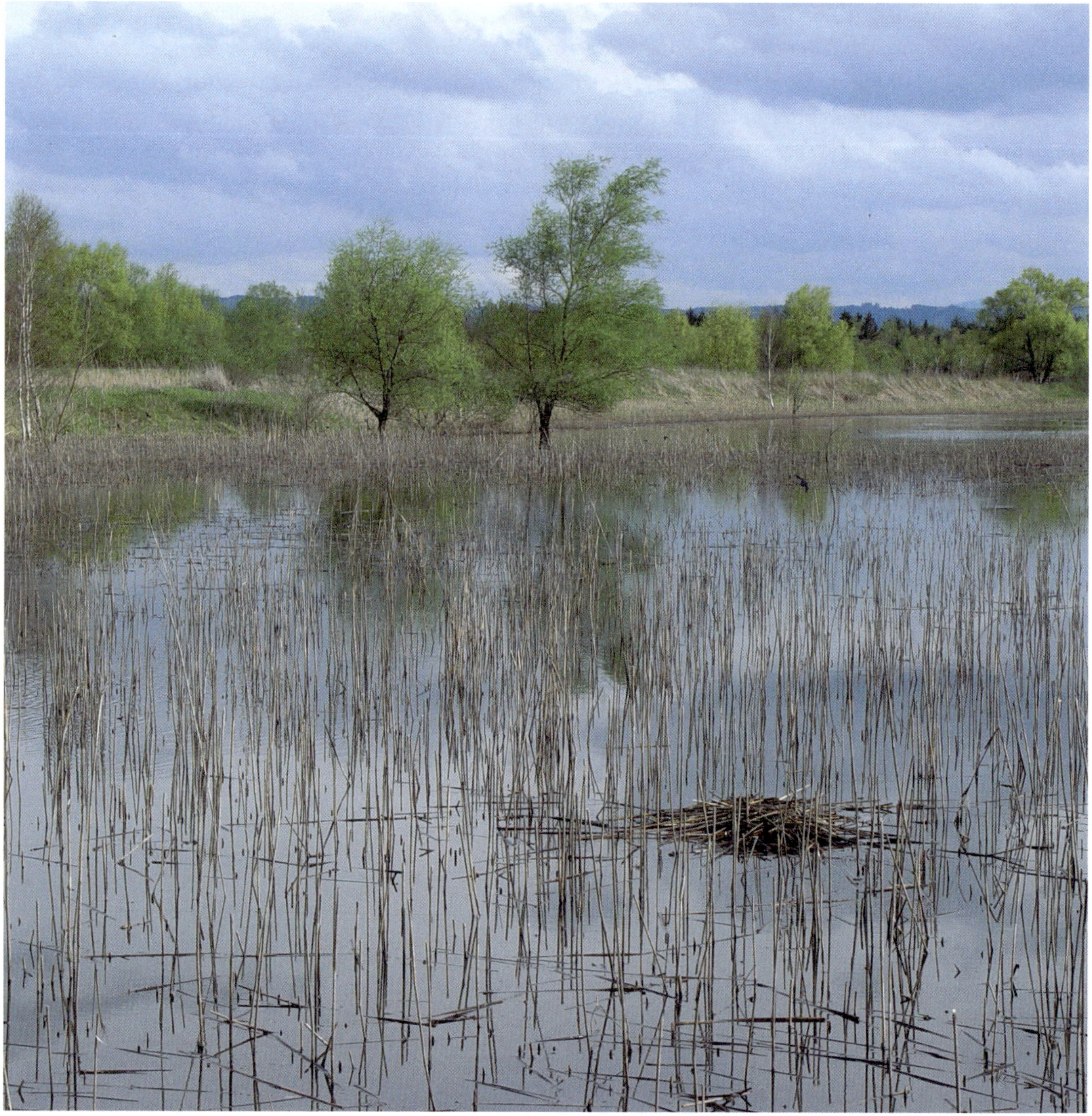

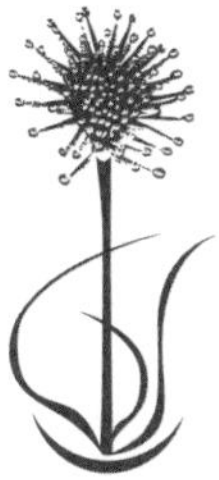

Nachhaltige Nutzung

Der Badetorf wird in therapierenden Kurbetrieben aus hygienischen Gründen nach einmaligem balneologischen Gebrauch (pro Person im Ausmaß einer vollen Badewanne) entsorgt. Nicht, weil der Badetorf danach etwa ausgelaugt wäre, sondern um zu verhindern, dass sich Keime oder Bakterien von Menschen auf andere übertragen könnten. Dies ist allerdings unwahrscheinlich: Laborprüfungen ergaben, dass Torf bakterizide (keimtötende) Eigenschaften besitzt. Krankheitskeime von Menschen haben also nur sehr geringe Überlebenschancen in der Torfmasse. Zusätzlich werden nach einem Moorbad die Wannen aufgrund der Hygienevorschriften desinfiziert. Qualitätskontrollen und hygienische Kontrolluntersuchungen im Sinne der menschlichen Gesunderhaltung und der Arzneimittelgesetze gehören zur Betriebsroutine.

Der abgebadete Torfschlamm wird in die „Moortasche" zurückgebracht. Das ist eine ehemalige Entnahmestelle in Form einer Teichgrube, teilgefüllt mit stehendem, schwarzbraunem Torfwasser. Es quillt von seinem Grund herauf und ist mit Huminstoffen angereichert. Außer dem „Abmoor" befinden sich abgegrabene Teile der oberen Bodenschicht, wie Grasnarben, Pflanzenkraut, Wurzeln etc., als Auffüllmaterial darin. Der lagenweise Aufbau von Schichten und Abmoorschlamm ist gut mit Huminstoffen versorgt. Sie wirken auf ihre Umgebung wie eine Auffrischung, die Zersetzung der organischen Stoffe wird beschleunigt und die Torfentnahmestelle kann so am besten regenerieren. Nicht zuletzt wird die Umgebung vor dem Austrocknen bewahrt, eine neue moortypische Vegetation kann sich abermals entwickeln. Eine solche Vorgangsweise, mit dem Torfabbau beziehungsweise dem Abmoor umzugehen und es nicht zu entsorgen, hat einen nachhaltigen, hohen ökologischen Wert für das Landschaftsgefüge. Nach etwa zwei bis drei Jahren ist die sekundär aufgefüllte Entnahmestelle wieder verlandet und in renaturiertem Zustand. Der Prozess der Torfbildung durch Humifizierung von oben nach unten hat erneut begonnen. Nach 10 bis 15 Jahren ist der recycelte Hochmoortorf balneotherapeutisch wieder vollwertig und entsprechend gehaltvoll verwertbar.

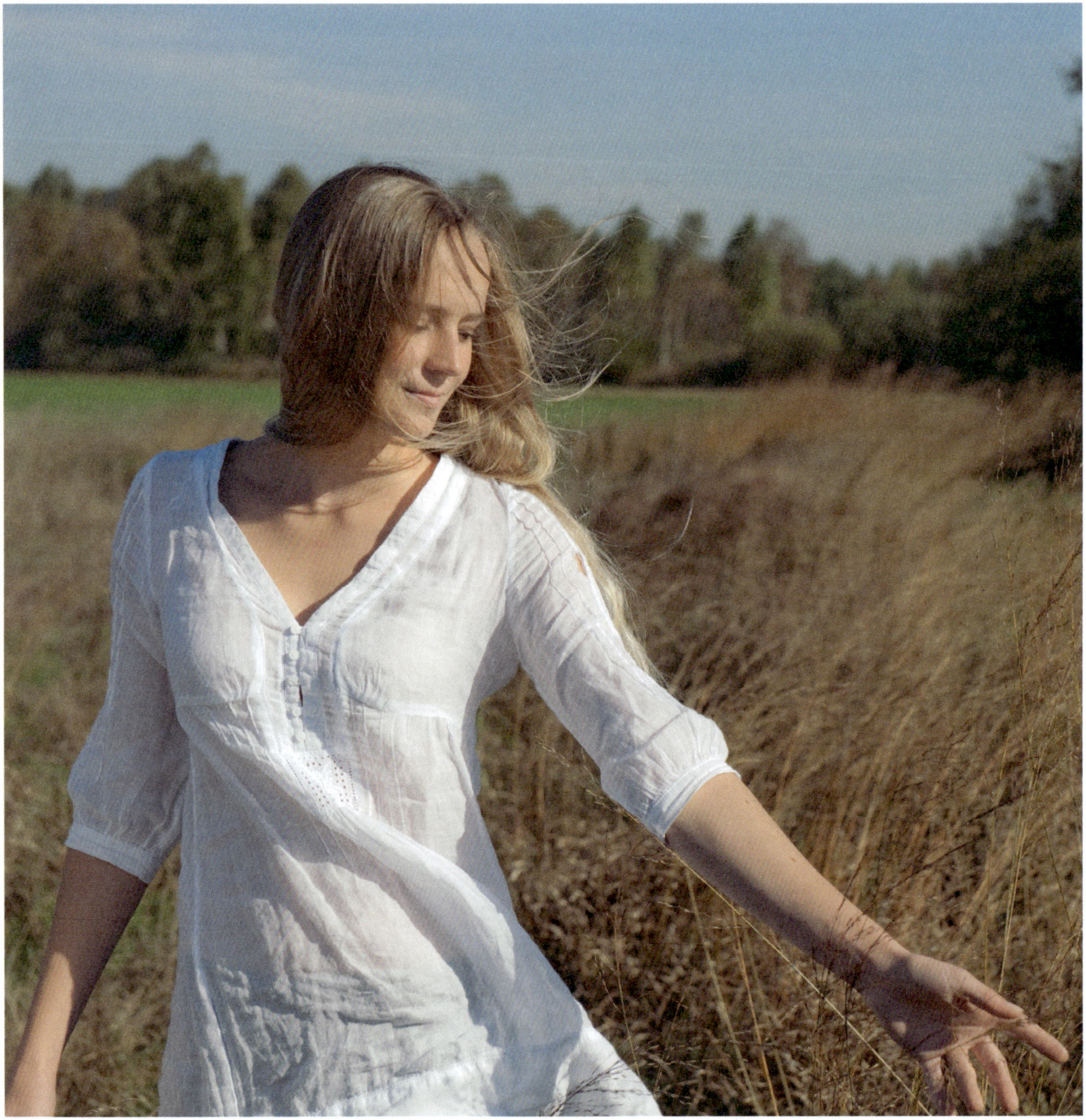

Frauengesundheit

Wissenswertes zur Balneo-Gynäkologie

Die Balneo-Gynäkologie behandelt Frauen, die an Erkrankungen wie chronische Unterleibsentzündungen und Hormonstörungen leiden, aber auch Frauen, die aufgrund ihres unerfüllten Kinderwunsches viel durchmachten. Die Heilmethode basiert auf den Erkenntnissen der Wirkmechanismen von „Badekuren der Frauen“. Die angewandte Heilkunde berücksichtigt das Wissen über die chemische Zusammensetzung der Heilwässer (Thermalwässer) und im Speziellen der Peloide (Torf als Naturheilstoff in Form eines breiförmigen Bades).

Aus der Geschichte der gynäkologischen Erkrankungen und ihren Behandlungsmethoden der vergangenen 200 Jahre geht hervor, dass der Erfolg durch Moorbehandlungen eine unerreichte Spitze unter den anderen peloiden Anwendungen[25] einnimmt.

In Deutschland gibt es einige Moorheilbäder, die mit speziellen Arbeitsgemeinschaften, die auf den Heilstoff „Torf“ bauen, kooperieren. Dies geschieht aber nicht nur – wie wir alle es kennen – in Hinblick auf Physiotherapie oder Rehabilitation und Schmerztherapie, sondern vor allem auf dem Gebiet der Frauenheilkunde. Die Erfahrungen, die aus verschiedenen, auf Frauenleiden spezialisierten Moorheilbad-Kurhäusern hervorgehen, bekunden übereinstimmende therapeutische Effekte. Die Ursache dafür liegt jeweils in der Qualität des Torfes. Großteils wird bei balneo-gynäkologischen Anwendungen mit Hochmoortorfen gearbeitet, da sie als Trockensubstanz bis zu 98,5 Prozent organische Stoffe enthalten. Dies wirkt sich auf den Heileffekt massiv aus.

Empfehlenswertes Moorhalbbad

In Wanne 3 wird ein Moorhalbbad vorbereitet. Eine etwa 30-jährige Frau aus Salzburg kam zur Moorkur, weil sie erfahren hatte, dass Moorheilbäder auch speziell bei „Frauenproblemen" gesund sein sollen und nicht allein für den Bewegungsapparat oder Rheuma gesundheitsfördernd sind. Die Dame fühlte sich belastet, weil ihr Zyklus seit Jahren unregelmäßig ist. Die Veranlagung dazu zeigte sich schon in der Jugend, doch mit dem Stress am Arbeitsplatz ist es noch schlimmer geworden. Dazu kommt, dass ihr Kinderwunsch seit langem unerfüllt ist, wodurch sich ihre innere Unruhe und Unausgeglichenheit noch mehr steigert. Der Leidensdruck wird immer größer, doch fühlt sie sich während der Kurbehandlung positiv gestimmt und gut aufgehoben. Der Gynäkologe hat ihr eine Moorbadkur verschrieben; von der Krankenkasse werden die Kosten größtenteils übernommen, für den Rest kommt sie gern selbst auf, zumal ihre Hoffnung auf Verbesserung ihres Hormonhaushalts groß ist. Moorbäder entspannen erheblich und versetzen den Körper und seine Funktionen in eine wohltuende Balance.

In der Öffentlichkeit ist es wenig bekannt, dass zahlreiche Frauen sich eine Moorkur gönnen, weil sie den Heilmitteln aus der Natur, insbesondere wenn es um den Wunsch einer Familiengründung geht, mehr vertrauen als den künstlich hergestellten, vom Arzt verordneten, pharmazeutischen Hormonpräparaten. Über ein glückliches Feedback wird nur hin und wieder berichtet. Auch zur gynäkologischen Ausheilung wird vorwiegend ein Moorhalbbad verabreicht, und nicht, wie im Falle der rheumatologischen Mooranwendung – das Torfvollbad. Die Menge der Torfbadeflüssigkeit sollte nur bis maximal zwei Querfinger über den Nabel reichen, sie kann deshalb aber bis zu 47° C heiß sein. Ein so heiß temperiertes Moorvollbad wäre viel zu anstrengend für den gesamten Organismus. Die extreme Wärmeleitung von Heiltorf in den Körper hinein kann zum Beispiel das Uterus-Wachstum positiv beeinflussen und sorgt naturgemäß für Entspannung und eine bessere Durchblutung im Beckenbereich.Torfbäder haben schon vielen Frauen den lang ersehnten Kinderwunsch erfüllt.

Wichtig dabei ist, dass die Bäder regelmäßig konsumiert werden, da nur die wiederholende Einwirkung von Wirkstoffen im Torf einen Normalisierungseffekt im Hormonhaushalt der Frau hervorruft. Zahlreiche Beispiele belegen, dass durch Kuren in Torfheilbädern die hormonelle Dysregulation von Prolaktin (Milchhormon) und Östrogenen (weibliche Sexualhormone, die den Eisprung und eine Vergrößerung des Uterus für eine mögliche Schwangerschaft verursachen) bei Frauen wieder ins Gleichgewicht gebracht wurde und sie so schwanger werden konnten. Denn wenn das Blut einer Frau einen erhöhten

Spiegel von Prolaktin aufweist, kann dies eine Mitursache für eine Störung in der Eizellreifung sein. Prolaktin unterdrückt den Follikelsprung. Die Steuerung der Prolaktinausschüttung geht von der Hypophyse aus. Das Hormon Prolaktin beeinflusst das Wachstum der Brustdrüse und den Milchfluss in der Stillzeit. Moorvollbäder haben ganz generell eine positive Auswirkung auf frauenspezifische Krankheiten, weil das künstliche Fieber, das durch ein Moorvollbad hervorgerufen wird, die Hirnanhangdrüse stimuliert. Sie wird deshalb zu einer vermehrten Produktion weiblicher Hormone angeregt. Ein unregelmäßiger Hormonzyklus bekommt dadurch die Chance, wieder regelmäßiger zu verlaufen.

Experten raten betroffenen Frauen, sich – im Falle von häuslichem oder beruflichem Stress – davon zu lösen und alleine eine Kur zu genießen, um sich ganz auf sich selbst konzentrieren zu können. Verständlicherweise soll eine gesunde Lebensführung damit einhergehen (Ernährung, sportliche Betätigung in frischer Luft). Es gibt zahlreiche Patientengeschichten[26], die davon handeln, dass Frauen glaubten, unfruchtbar zu sein, die jedoch nach dem Genuss von Moorbadbehandlungskuren schwanger wurden (was nicht bedeutet, dass diese Angabe wissenschaftliche Allgemeingültigkeit habe).

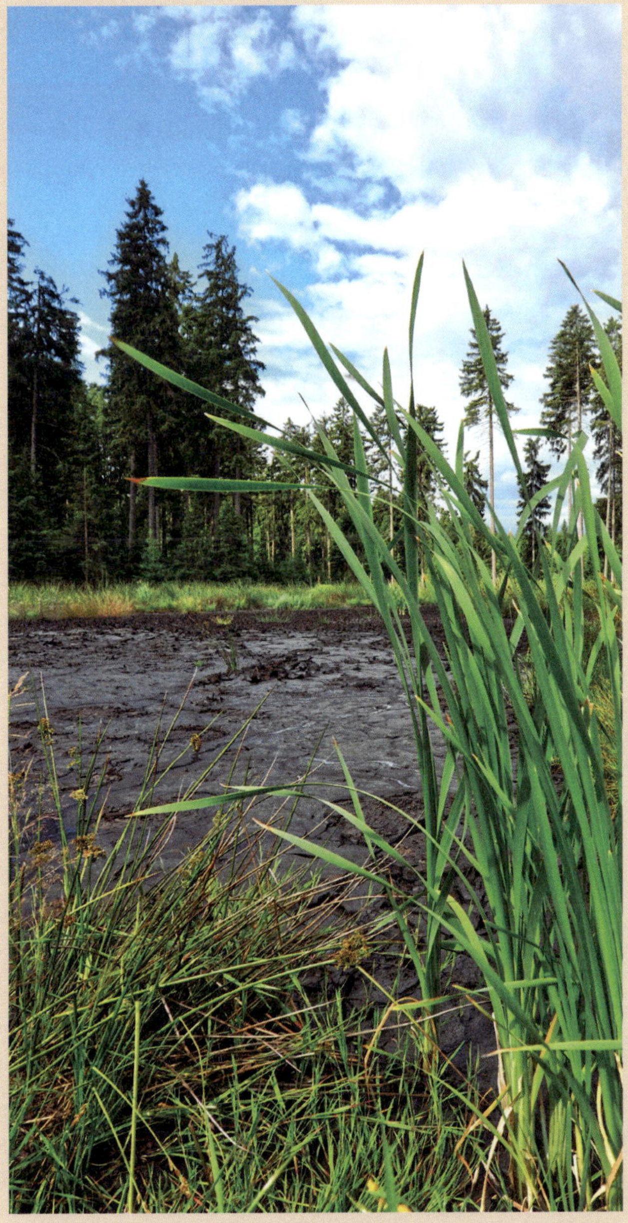

Hormonbeeinflussung durch Badetorf

Studien aus den 1980er Jahren belegen, dass die kostbaren Inhaltsstoffe des Hochmoortorfes auch das Hypophysen-Nebennieren-System stimulieren und somit die körpereigene Stressabwehr unterstützen und die Regelung des Nerven-Hormon-Systems stärken. Diese Voraussetzungen wirken den Follikelreifungsstörungen positiv entgegen. Vergleichende Anwendungen in der Praxis haben gezeigt, dass mehrmalige Huminsäurebäder den natürlichen Hormonhaushalt einer Frau unterstützen, während dieser Effekt bei einfachen warmen Wasserbädern ausbleibt. Deshalb wird dem Badetorf heute in Bezug auf einen harmonisierenden Hormonhaushalt mehr Wirkung zuerkannt denn je. Im gynäkologischen Bereich konkurriert er nur mit den künstlichen Hormonen.

Östrogenwirkende Substanzen im Torf

Die im Torf gelagerten Huminstoffe enthalten Substanzen, die eine phytoöstrogene Wirkung auf den Körper ausüben. Pflanzliches Östrogen, das eine Vorstufe vom menschlichen Östrogen darstellt, wird vom Körper zwar aufgenommen, bildet aber trotzdem nicht den vollständigen Ersatz für das im Menschen produzierte Östrogen. Phytoöstrogene können über die Nahrung aufgenommen werden (Trinkmoor, Soja[27], Leinsamen, Bohnen, Linsen etc.) oder über Anwendungen mit Heiltorf.

Aus Forschungsergebnissen geht hervor, dass die im Torf enthaltenen pflanzlichen Östrogene einen erstaunlich positiven Einfluss auf den Körper des Menschen haben: Durch den Genuss einer mehrmaligen Moorbadanwendung konnten zwar keine hormonellen Veränderungen im Stoffwechsel einer Frau gemessen werden, doch es wurde beobachtet, dass eine mehrmalige Moorbadanwendung die Aktivitäten des Hypophysen-Nebennieren-Systems zur eigenen Östrogenproduktion stimulierte. Zum Vergleich: Bei einfachen Wasserbädern war dieser Effekt ausgeblieben.

Immer wieder muss an die Regelmäßigkeit der einzelnen Anwendungen von Torfheilbädern appelliert werden, denn sie übt „eine stimulierende Wirkung auf den inneren Regelkreis Hypophyse – Nebenniere – Gonaden (Keimdrüsen) aus.“[28] Dieser Vorgang unterstützt den Reiz, östrogene Substanzen aus dem Torf über die Haut (oder Schleimhaut) aufzunehmen und gleichzeitig die körpereigene Östrogenbildung anzuschieben.Phytoöstrogene sollen im Stoffwechsel eines Menschen nicht fehlen, denn sie unterstützen durch ihren hormonellen

Einfluss etwa das Herz-Kreislauf-System, die Beibehaltung einer gesunden Knochendichte, wirken Gebärmutter- und Prostatakrebs entgegen. Die natürliche Aufnahme von Phytoöstrogenen kann durch die Einnahme von Antibiotika deutlich gestört werden.

Bei diesen gynäkologischen Problemen können Moorbadkuren helfen:

- Ovarialinsuffizienz / Funktionsstörung in den Eierstöcken
- Genitale Entzündungen
- Verwachsungen im Unterleib werden vermieden oder aufgelöst
- Ausbleiben der Menstruation
- Frühklimakterium
- Chronische Entzündungen im Unterleib

Mit Ovarialinsuffizienz ins Moorbad

Dr. Wolfgang Seiringer, Arzt für Allgemeinmedizin (Dialysearzt in Salzburg) und Klientenzentrierter Psychotherapeut, kommentiert das Problem „Ovarialinsuffizienz (Eierstock-Unterfunktion) und die Behandlung durch Moorbäder“ so: „Prinzipiell ist es ja so, dass im Moor östrogenwirksame Stoffe nachgewiesen werden können, die durch Haut und Schleimhäute aufgenommen werden und im Körper ihre Wirkung entfalten. Allerdings sind solche Stoffe nie in einer solchen Menge vorhanden, dass von einer echten Substitution (d. h. Auffüllung fehlender Substanzen) gesprochen werden kann. Dennoch zeigt die Behandlung von Moorbädern deutliche Erfolge und ist auch einem einfachen, medikamentösen Östrogenersatz überlegen. Der Gewinn von Moorbadekuren muss also in einem komplexeren Zusammenhang gesehen werden.“

Dr. Seiringer bringt hier den Aspekt von der „vegetativen Gesamtumstimmung“ durch Moorbadbehandlungen ein. Er weist[29] in diesem Zusammenhang auf den Bereich der Regulationsmedizin hin. Diese baut darauf auf, dass der Mensch als bio-psychosoziales, funktionelles System in und mit sich selbst in einem permanenten Stoffwechsel – wie auch Informationsaustausch – steht. Mit diesen von der Natur aus vorgegebenen Fähigkeiten verbindet sich der Mensch durch Informationsaustausch in sich selbst wie in seiner elementaren und sozialen Umwelt.

Moorbehandlung als Reiztherapie

Heute legen viele erfahrene Moor-Experten aus dem medizinisch-therapeutischen Anwendungsbereich in ihren Studien dar, dass Moorbehandlungen insgesamt positiv auf verschiedenste Körperfunktionen wirken. Allgemein wird die Moorbehandlung als eine unspezifische Reiztherapie betrachtet. Die Konsequenz daraus ist, dass gestörte Körperfunktionen durch die Moorbehandlung sich in den Bereich der Normalisierung entwickeln. Das kann so weit gehen, dass darüber hinaus eine Moorbehandlung auch zu einer sexuellen Stimulierung führt (vgl. Baatz).

Zu schade, dass in den allermeisten Kurzentren balneo-gynäkologische Anwendungen nicht explizit angeboten werden. Die Unsicherheit über das Heilwirken von Torfen auf Frauen ist bei vielen Medizinern groß. In den 1990er Jahren wurde in Deutschland Balneo-Gynäkologie lediglich an zwei Universitäten gelehrt. In etwa einem Viertel der deutschen Heilbäder werden Indikationen für „Frauenleiden“ angeboten. Bedauerlich ist allerdings, dass nicht ausreichend viele Gynäkologen sich dem balneologischen Dienst zur Verfügung stellen.

Intravaginale Moortamponaden-Kur

Unter ärztlicher Aufsicht werden in einigen wenigen Ländern Europas vaginale Moorbrei-Applikationen in Form einer intrakorporalen Moorwärmebehandlung durchgeführt. Die vaginalen Moorapplikationen werden etwa 15 Mal innerhalb einer Kur angewendet. Dabei wird der thermostatisch vorgewärmte, pasteurisierte Moorbrei mit einem passenden Instrumentarium in einer gynäkologischen Ambulanz in die Vagina eingeführt.

Da sich Badetorf als eine absolut reine, antibakteriell und antiviral wirkende Substanz erweist, kann er direkt oder mittels einer moordurchlässigen Hülle appliziert werden. Die Einwirkungszeit erfolgt je nach Indikation, mindestens 15 Minuten, aber auch länger. Die vaginalen Anwendungen werden täglich oder zweitäglich durchgeführt. Am Schluss der Kur wird eine warme, vaginale isotonische Kochsalzlösungsspülung durchgeführt.[30]

Der Effekt dieser Moortampon-Anwendung ist eine intensive Durchblutung der inneren Genitalien, die durch das Eintauchen der Gebärmutter in Torf ermöglicht wird. Kein anderes Mittel kann diese Wirkung auf natürliche Weise übertreffen, heißt es. Erfolge einer solchen Kur sind: Auflockerung des Bindegewebes, Heilung von chronischen vaginalen Entzündungen, eine angenehme Erwärmung der inneren Umgebung. Wenn es die Indikation verlangt, werden auch kühlende Moortampons verabreicht.

1985 wurden Frauen (darunter auch Krebspatientinnen), die wegen gynäkologischer Probleme und vor allem nach Operationen in der Kuranstalt Bad Schwartau eine Moorbadkur in Anspruch nahmen, über ein ganzes Jahr mit Fragebögen um ihre Stellungnahme gebeten. Die Resonanz über Behandlung und Auswirkung war – trotz Berücksichtigung vieler komplizierter Zusammenhänge (Psyche, Rückfall etc.) – eindeutig positiv. Man beabsichtigte nicht, Befürworter oder Gegner der Balneo-Gynäkologie zu gewinnen oder aufzuhetzen, sondern war vielmehr daran interessiert, einem größeren Anteil an Frauen eine entsprechend qualifizierte Kur anbieten zu können.[31]

Moor-Vaginalspülungen, die ärztlich durchgeführt werden, regen die Produktion des natürlichen Schutzfilmes, der bei vielen Frauen gestört ist, an. So entsteht auf natürliche Weise ein gesundes Vaginalklima, das vor Entzündungen und Pilzbefall etc. schützt. Bei akuten entzündlichen Erkrankungen der inneren Genitale bewirkt (nach Kovarik) ein lauwarmes Moorbrei-Vollbad eine abschwellende Wirkung.

Nachsatz

Vielfach und lange Zeit wurde der Moortherapie ihre Heilwirkung hauptsächlich aufgrund der thermischen Wirkung des Badetorfes zugeschrieben. Diese Sichtweise kann heute nur noch als oberflächlich betrachtet werden, da die chemischen Zusammensetzungen von Torf und die Wechselwirkungen zwischen Heiltorf und Körper schon besser erforscht sind. Allerdings noch nicht ausreichend gut, sodass unter den Medizinern immer noch der Großteil der Meinung ist, die therapeutische Wirkung von Heiltorf sei eine Angelegenheit des Glaubens und nicht des Wissens.

Vielfalt an Moorpräparaten

In erster Linie ist der frisch gestochene Torf für die therapeutischen Anwendungen bekannt. Zusätzlich bietet der Gesundheitsmarkt eine Reihe anderer Präparate an, die auf der Grundlage von Torf hergestellt werden und sich in ganz unterschiedlichen Formen der Anwendung konsumieren lassen. Das betrifft sowohl die Human- wie auch die Veterinärmedizin. Entsprechende Produkte werden zur unterstützenden Ausheilung von Bronchialasthma, Hautkrankheiten angeboten, auch bei Geschwüren, Arthrose und andere mehr.

Moor zum Trinken

Außer den Bädern und Applikationsmöglichkeiten von Moor (= Torf) in Form von äußeren Anwendungen gibt es flüssige Moorprodukte zum Einnehmen. Sie kurieren chronische Erkrankungen des Magen-Darm-Bereichs, der Leber und Galle wie auch Zahnfleischentzündungen. Das sogenannte Trinkmoor wird von verschiedenen Herstellern als Naturheilmittel etwa gegen Magen- und Darmbeschwerden in Reformhäusern und Apotheken angeboten. Das empfehlenswerte Trinkmoor unterstützt die Tätigkeit des Dünndarms mitsamt den Zotten. Es ruft die Vitalisierung der Darmflora hervor und stärkt dadurch das Immunsystem oder regt es neu an, etwa nach einer Antibiotika-Therapie. Gesunde Darmzotten sind in der Lage, Giftstoffe, Bakterien und Viren so in Zaum zu halten, dass sie nicht in die Blutbahn gelangen. Die im Moor enthaltenen Huminstoffe wirken antibakteriell und antiviral, sie verstärken also die natürliche Aufgabe des Dünndarms. Die Wirkkraft der im Torf enthaltenen Huminstoffe werden alternativ auch durch die Aufnahme über die Haut beispielsweise in einem Moorbad aktiv. Der Verfasserin wurde in Gesprächen und bei Recherchen noch nie erzählt, dass die Einnahme von Trink-Heilmoor von einem Arzt empfohlen wurde, wohl aber ist ihr umgekehrt bekannt, dass viele Menschen damit ihr Immunsystem oder Frauen ihren Zyklus wieder in eine gesunde Balance bringen konnten.

Moor-Trinkkur bei Osteoporose

Die Osteoporose ist eine Störung im Knochenstoffwechsel und eine häufige Alterserkrankung des Knochens. Der Knochenabbau wird beim Menschen etwa ab dem 40. Lebensjahr beschleunigt, indem nicht mehr so viele neue Zellen für das Knochengewebe aufgebaut werden wie abgebaut. Moorbreibäder wirken dem entgegen, da das bei dieser Krankheit fehlende Calcium durch die kolloidal wirkenden Huminstoffe mitsamt den darin enthaltenen Bindesubstanzen wesentlich besser vom Körper aufgenommen werden kann. Ebenso wirksam ist die Einnahme von Trinkmoor bei Osteoporose, weil das trinkbare Heilmoor (das der Körper wie eine Darmkur versteht) auf mikrobiologische Art hilft, die Bausteine, die die Darmzotten aus der Nahrung ziehen, besser zu zersetzen, wodurch die Calcium-Aufnahme für die Knochen optimiert wird.

Moorwasser für Mundspülungen

Die Wirkstoffe der im Moor abgesunkenen Heilkräuter haben einen therapeutischen Effekt. Sie sind trotz oder gerade wegen ihres „urigen" Alters höchst aktiv. Spülungen mit Moor-Mund- oder Moor-Gurgel-Wasser helfen den Rachen, den Mundraum zu reinigen und zu stärken. Halsschmerzen werden damit erfolgreich behandelt (es gibt dafür auch Pastillen, die aus gemahlenem Moorstaub bestehen), auch dem Zahnfleischbluten wirken die organischen Stoffe im Moor dagegen, sie festigen das Zahnfleisch.

Torfbehandlungen in der Ganzheitsmedizin

In Hinblick auf Torfbehandlungen nimmt das Bad die Vorrangstellung ein, weil es innerhalb der Bäderheilkunde die am meisten verabreichte Form darstellt. Sehr große Heilerfolge haben sich in Problembereichen der Frauenheilkunde wie auch in der postoperativen Rehabilitation erwiesen. Weiters bewährt sich die Behandlung mit Heiltorf gleichermaßen im Krankheitskreis der rheumatischen Leiden. Aber auch bei vielen anderen Krankheiten (wie im Bereich der Inneren Medizin, der Dermatologie u.a.) zeigen Anwendungen mit Torf positive Effekte. Zahlreiche Studien aus dem Forschungsbereich der Balneologie berichten seit Jahrzehnten über Heilerfolge mit Peloiden.[32] Glücklicherweise gibt es auch Schulmediziner, die wieder mehr der Natur vertrauen und klassische Behandlungsmethoden mit Wissen und Mitteln aus der Naturheilkunde kombinieren. Anwendungen mit Torf als Heilstoff bedeuten den Gebrauch eines reinen Produkts, das die Natur selbst herstellt.

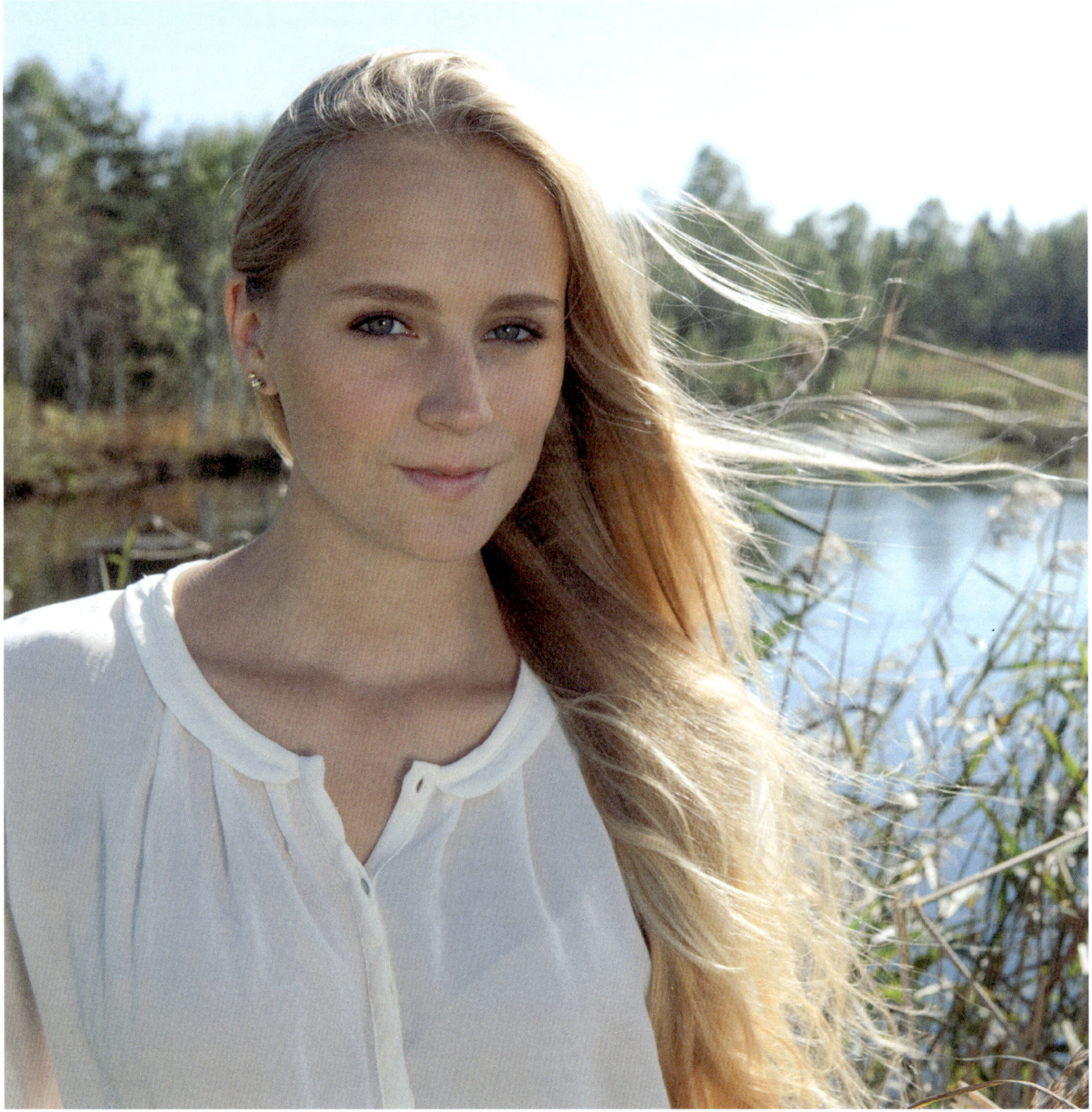

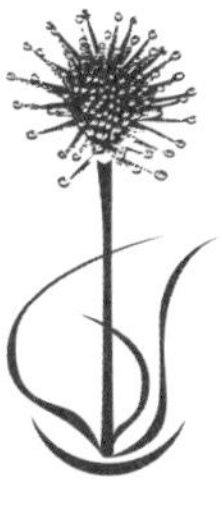

Der Moor-Effekt auf die Schönheit

Die Natur hat uns auf höchstem Niveau mit den hohen Eigenkompetenzen der Haut ausgestattet. Was aber, wenn die natürlichen Voraussetzungen für eine gesunde, schöne und wohlgefällige Haut nicht mehr ausreichen und wir uns deshalb nicht mehr wohlfühlen? Dann kehren wir in uns, prüfen unsere Mitte, suchen „Zuflucht“ in der Natur selbst. Immer mehr Menschen legen heutzutage großes Vertrauen in die Kraft der Natur, erstreben eine neue Rückbesinnung zur Ursprünglichkeit, zur Natürlichkeit. Dieser naturbezogene Lebensansatz zeigt sich im heutigen Freizeitverhalten: Wir halten uns viel in frischer Luft auf, walken leidenschaftlich und wandern ausdauernd, führen einen gesunden Lebensstil – und trotzdem passiert es, dass Probleme mit der Haut auftauchen. Wir fühlen uns plötzlich beeinträchtigt, besonders am Arbeitsplatz, wo wir am liebsten kein Makel im Gesicht hätten, und wo die Freiheiten, sich etwas Gutes zu tun, beschränkt sind. Auch fühlen wir uns nicht frei, wenn es unter der Kleidung juckt, brennt oder schmerzt.

Der erste Weg führt zum Arzt. Wenn die medikamentöse Unterstützung jedoch nicht den gewünschten Heilungserfolg erzielt hat oder wir lieber ein Naturheilmittel hätten und nicht wissen welches, suchen wir im Ausgleich persönliche Gespräche, fragen nach individueller Beratung im eigenen sozialen Kreis, greifen zu Büchern, lesen nach oder suchen im Internet. Vor unserem kulturellen Hintergrund haben wir gelernt, uns selbstständig weiterzubilden, was unsere persönlichen Interessen und vor allem den Erhalt unserer Gesundheit anbelangt. Das macht uns sicherer im Umgang mit einer individuellen Entscheidung, welche wohltuenden, pflegenden oder heilenden Produkte wir anwenden wollen.

Die folgenden Kapitel erklären die Hintergründe, wie und warum es Sinn macht, im Zeitalter der Virtualisierung, des globalen Überflusses, der Klimaerwärmung und Umweltverschmutzung, der Social-Media-Überschwemmung etc. sich einfache Zugänge zu natürlichen Hautpflegemöglichkeiten zu verschaffen.

Unsere Haut heute

Die Haut wird heutzutage wesentlich mehr beansprucht als früher, da wir – wie auch unsere Umwelt – steigenden Belastungen ausgesetzt sind. Wir Menschen strapazieren die Natur, die Erdböden, die Gewässer, die Luft mit Giftmüll, Pestiziden, Chemikalien und anderen Schadstoffen – und belasten damit auch uns selbst. Umso mehr Bedeutung ist der Haut in der Funktion eines widerstandsfähigen Schutzschildes beizumessen. Die „Verteidigung" des Körperinneren und -äußeren, der Hautoberfläche, nimmt dem viel positive Energie, was entsprechende Auswirkungen auf das Immunsystem hat. Die Haut als „Spiegel der Seele" reagiert durch Probleme wie ein Stimmungsanzeiger. Deshalb ist es lohnenswert, an erster Stelle einen gesunden Lebensstil zu führen. 70 bis 80 Prozent der Hautveränderungen, die mit den Jahren sichtbar werden, lassen sich durch unseren Lifestyle beeinflussen, 20 bis 30 Prozent der Veränderungen des Hauterscheinungsbildes, vor allem das Tempo der Hautalterung, sind von den Genen geprägt. Zum gesunden Lebensstil zählt auch, die Aufmerksamkeit auf jene Kosmetikprodukte zu lenken, die wir gerade kaufen wollen, sie genauer unter die Lupe zu nehmen und zu prüfen, ob wir damit unserem Körper möglichst keine synthetischen Stoffe zuführen. Was unserer Haut und unserem Körper wohlbekommt, finden wir in der Bio- und Naturkosmetik. Die positiven Eigenschaften des Moores bewähren sich seit langem für den menschlichen Körper in zweifacher Hinsicht: Sie wirken in das Körperinnere hinein und reinigen, beschwichtigen und verschönern das Körperäußere – die Haut.

Die Haut, unser größtes Organ

Die augenscheinlichste Bedeutung der Haut ist ihre Funktion, als verlässliche Hülle zu wirken, die unser Körperinneres umschließt und nach außen schützt. Je nach Körpergröße und Volumen misst die Haut eines Menschen bis zu zwei Quadratmeter. Diese Fläche bietet zahlreiche Möglichkeiten, von außen „angegriffen" zu werden. Doch die Natur hat vorgesorgt: Rund zwei Milliarden Hautzellen arbeiten im Dienst des Sinnesorgans Haut: Sie regeln die Körpertemperatur, organisieren den Schutz vor Kälte und Hitze, vor dem Austrocknen, vor zu starker UV-Strahlung, vor Krankheitserregern.

Neuere Forschungsergebnisse weisen auf die Immunregulation in der Oberhaut hin. Diese ist in der Lage, mit Hilfe bestimmter Zellen (Langerhans-Zellen) Fremdstoffe, die in den Körper einzudringen versuchen, als „für den Körper schädlich" zu identifizieren. Von den Langerhans-Zellen geht der Impuls aus, die schädigenden

Fremdstoffe in das abwehrstarke Immungewebe, die Lymphknoten, zu entsenden. Dort wird vom „lymphozytischen Erkennungsdienst" die immunologische Abwehr in Gang gebracht.

Die Haut ist ein sehr komplexes Organ. Sie ist beim Menschen in drei Schichten geteilt und – je nach Körperteil – unterschiedlich dick. Die Oberhaut der Füße hat eine wesentlich stärkere Dicke (bis zu fünf Millimeter) als die der hauchdünnen Augenlider. Neben den Blutgefäßen und Drüsen durchlaufen die Haut unendlich viele Nerven und Nervenendigungen, die unserem Gehirn die Wahrnehmung von Berührung, Druck, Schmerz, Hitze, Kälte etc. übermitteln. Die Drüsen scheiden Schweiß aus, der durch physische Anstrengung produziert wird oder aus emotionalen Gründen, wenn wir etwa Angst oder anderen Stress haben. Umgekehrt sendet die Haut bei intimen Berührungen, wenn wir sie als angenehm empfinden, Signale ins Gehirn, dass wir lieben und geliebt werden. Für Neugeborene bedeutet der Hautkontakt zu ihrer Mutter die Basis für eine gesunde Entwicklung. Haut und Emotionen (Seele) liegen eng beieinander, und so wird deutlich, dass es bei zu starken emotionalen Belastungen oder seelischen Störungen zu Hautkrankheiten kommen kann.

Hormonhaushalt und reine Haut

Sehr viele Menschen sind heute dauerhaften Belastungen ausgesetzt. Der Stress, den wir täglich erleben, kann als langanhaltender Störfaktor sowohl die innere Balance wie auch das Erscheinungsbild der Haut durcheinanderbringen. Er beeinflusst unseren Hormonhaushalt, macht ihn unausgeglichen, woraufhin lästige Irritationen auf der Haut entstehen können: Juckreiz, Nesselsucht, Schuppenflechte, Akne u.a.m. Bei Akne, häufig hormonell bedingt, handelt es sich um eine Hautkrankheit, die mitunter Schmerzen im Gesicht hervorruft, wenn sich Knoten in den Talgdrüsen bilden oder sich die Talgdrüsenausgänge womöglich entzünden. Eine erfolgreiche Aknebehandlung kann sich als ein langwieriger Prozess äußern. Bei etwa 80 Prozent der jungen Menschen Mitteleuropas verursachen die körpereigenen Androgene unreine Haut (durch die Verunreinigung der Unterhaut) und Pickel, die nicht selten als Narben im Gesicht zurückbleiben. Den Betroffenen ist oft anzusehen, wie unwohl sie sich in ihrer eigenen Haut fühlen.

Androgene sind der Männlichkeit zugeschriebene Sexualhormone, die auch bei Frauen eine stärkere Körperbehaarung hervorrufen können. In der Praxis werden sie häufig mit Antiandrogenen, die eine hormonelle Gegenwirkung auslösen, behandelt. Eine Alternative bietet das natürliche Heilmittel Torf (Moor) in Form einer Auflage. Das reinigt die Drüsenstellen, die von Mikroorganismen besiedelt sein können, sodass die hormonhaltigen Substanzen ihren positiven Einfluss auf die Hautoberfläche abgeben und sich das innere Wohlbefinden wieder einstellen kann.

Allerdings kann auch ein Moorbad gegen unreine Haut empfohlen werden, da es die Aktivität des Stoffwechsels anregt und die Hormonausschüttung steigert. Ein Torfbad[33] hat in erster Linie eine schweißtreibende Wirkung. Der Abtransport der im Körper gelagerten Giftstoffe wird angeregt und über die Haut ausgeschieden. Die durch das Moorbad hervorgerufene Weitstellung der Haut-Blutgefäße wirkt sich auf den Reinigungsprozess der Haut effizient aus, sie wird aufnahmefähiger. Die eindringenden Huminstoffe sind in der Lage, das unter der Haut liegende Bindegewebe zu festigen wie auch die Schleimhaut zu stärken. Die gesteigerte Durchblutung bewirkt eine bessere Versorgung des Gewebes mit Vitalstoffen, auch mit Sauerstoff, was eine bessere Hautatmung zur Folge hat. Die innere Reinigung der Haut erfolgt über die Gefäßbahnen. Sie leiten die im Körper gelagerten Schlackstoffe ab, die sich durch die biochemische Unterstützung der Humine lösen können.

Hormonproduktion in der Haut

Darüber hinaus liefert die Haut aber auch ein Hormon: das Vitamin D. Es ist nicht nur in Lebensmitteln (Fisch, Butter, Eier etc.) enthalten, sondern kann sich selbst im Körper mittels Zufuhr von ausreichender UVB-Sonneneinstrahlung auf die Haut bilden: Der Körper synthetisiert es aus dem in der Haut befindlichen Cholesterol, eine biochemische Fähigkeit, die ansonsten den Hormonen zugeschrieben wird, weswegen das Vitamin D heute als ein Pro-Hormon eingestuft wird. Alle anderen Vitamine müssen dem Körper über die Nahrungsaufnahme zugeführt werden. Im Übrigen werden aufgrund der absoluten Reinheit der Torfbestandteile keine allergischen Reaktionen durch Moorbehandlungen auf der beeinträchtigten Haut entfacht.

Phytoöstrogene – Vitalität aus dem Moor

Wer nicht über ausreichend viele körpereigene Östrogene verfügt und unter unreiner Haut leidet, muss sich nicht unbedingt die Pille verschreiben lassen, die Natur hat auch etwas zu bieten: die Phytoöstrogene. Diese auch im Torf enthaltenen pflanzlichen Stoffe (Lignane und Isoflavone) ähneln in ihrer Struktur den Östrogenen, die der menschliche Körper bildet. Phytoöstrogene können zwar nicht als Ersatz von Östrogenen betrachtet werden, sie beeinflussen jedoch den Hormonhaushalt des Menschen bestmöglich, indem sie die Östrogenrezeptoren zur körpereigenen Hormonproduktion anregen.[34]

Die Östrogene verursachen die Entwicklung der typisch weiblichen Geschlechtshormone, regeln den Zyklus und unterstützen die Befruchtung. Östrogene übernehmen aber auch eine Multifunktionsregelung für die Haut. Sie haben eine sehr nützliche Auswirkung auf die Haut der Frauen in jedem Lebensalter, ob Jugend oder Klimakterium, da sie die Neubildung der Zellen anregen. In der heutigen medizinischen Praxis wird Östrogen, wenn es in zu geringen Maßen im Körper vorhanden ist, vom Arzt lokal auf die Haut aufgetragen und längerfristig einwirken gelassen. Das stärkt die Haut, lässt sie mehr Feuchtigkeit speichern, wodurch sie elastischer und jünger wirkt. So ein ausbalancierter Hormonhaushalt lässt sich aber auch aus natürlichen Quellen organisieren, denn die Phytoöstrogene der Torfsubstanzen begünstigen ebenfalls die Gesundheit und Schönheit des Körpers. Auch auf Menschen mit Schilddrüsenproblemen (die einen gestörten Hormonhaushalt hervorrufen können) hat eine Moorkur einen vorteilhaften, ausgleichenden Einfluss.

Das schützende Ökosystem Haut

Physiologisch betrachtet, regelt die Haut den Flüssigkeitshaushalt des Körpers, schützt ihn vor dem Austrocknen, lässt ihn schwitzen, lässt die Haut bei Kälte zusammenziehen (Gänsehaut) und regelt damit auch den Wärmehaushalt. Die Körpertemperatur eines gesunden Menschen wird im Schnitt auf 36,6° C gehalten.

Um der Haut ein optimales Aussehen zu verleihen und chronisch erkrankte Hautpartien schneller heilen zu können, wird laufend und international geforscht. Jüngste wissenschaftliche Erkenntnisse (von Dr. Christine Moissl-Eichinger, Medizinuniversität Graz, 2017)[35] weisen auf ein häufiges Vorkommen von Archaeen (eine mikroorganismische Gruppe) auf der Haut hin. Sie mischen sich unter die unzähligen Kleinstlebewesen (Mikroorganismen), die unsere Haut bevölkern. Die Dichte des Vorkommens der Archaeen bestimmt den Feuchtigkeitsgrad der Haut und beeinflusst den Säuregrad, den individuellen pH-Wert der menschlichen Haut. „Ein saurer pH-Wert und eine intakte Hautbarriere ist mit einer geringeren Infektionsanfälligkeit assoziiert", erklärt die Mikrobiom-Forscherin. Die Haut bildet also ein hauteigenes Abwehrsystem und übernimmt die Schutzfunktion gegen das Eindringen von Schadstoffen.

Säureschutzmantel stabilisiert die Haut

Der Säureschutzmantel (Hydrolipidfilm) ist der äußerste Schutzfilm, der in der Haut produziert wird, um ihre Oberfläche zu stärken und nach außen weniger angreifbar zu machen. Wenn er intakt ist, wehrt er schädliche Mikroorganismen und negative Umwelteinflüsse ab. Ein ausgeglichener Säureschutzmantel schützt die Haut vor Infektionen, Reizung, Allergien und Austrocknung. Außerdem stabilisiert er das Feuchtigkeitsklima der Haut und ist in der Lage, einen natürlichen Deo-Effekt zu produzieren. Ein gesundes Hautklima lässt keinen unangenehmen Körpergeruch durch die biologisch bakterielle Zersetzung von Schweißbestandteilen entstehen, sondern vermittelt unserer Haut einen natürlichen Deo-Effekt.

Da wir heute vielfach den gesellschaftlich erwarteten Überbeanspruchungen (Stress, Umweltverschmutzung, Fast-Food-Ernährung) ausgesetzt sind, wird es für unsere Haut zunehmend schwieriger, ihre Schutzmechanismen intakt zu halten. Sie benötigt mehr Unterstützung von außen durch entsprechende Pflege, am besten mit Produkten aus natürlichen Substanzen. Zu häufiges, übertriebenes Waschen beziehungsweise Abschrubben von Hautpartien wie etwa des Gesichts oder der Hände, kann sich nachteilig auswirken, da die natürlichen Fettanteile der Hautoberfläche verloren gehen. Wenn das passiert, können sich Bakterien schnell auf der Haut ausbreiten, was eine Zerstörung der Hautflora zur Folge hat. Jeder hat schon die Erfahrung gemacht, dass die Hände nach oftmaligem Spülen sich unangenehm trocken anfühlen. Deshalb sollten wir als Konsumenten von Körperpflegemitteln darauf achten, keine Seifen, Shampoos, Waschlotionen oder Schaumbadzusätze zu verwenden, die Tenside wie die schädlichen, hautreizenden Sodium-Laureth-Sulfate[36] beinhalten. Leider sind diese Schadstoffe wie beschrieben in rund 90 Prozent der heutigen Pflegeartikel, sogar in Babyshampoos, enthalten. Langfristig verwendet, üben sie bedrohliche Folgeschäden für Haut und Körper aus. Empfehlenswert sind alkalische Waschprodukte, das sind wässrige Laugen mit einem hohen pH-Wert. Der Kosmetikmarkt bietet heute viele alternative Pflegemittel, Seifen oder Flüssigwaschmittel ohne diese scharfen, üblicherweise für (Boden-)Putzmittel, auch Autowaschmittel verwendeten Sodium-Laureth-Sulfate.

Huminsäuren – ein biochemisches Elixier

Die Huminsäuren stellen, wie schon erwähnt, die bedeutendsten Inhalts- und Wirkstoffe von Torf dar, weil sie dank der Vielfalt ihrer chemischen Zusammensetzung in der Lage sind, positive Mikroorganismen der Haut zu kräftigen wie auch körpereigene Abwehrstoffe zu stärken. Beim Eindringen der Huminstoffe in die gut durchlässigen Poren der Haut springen sie auf die vielen unterschiedlichen „Defekte" eines Körpers an. Dort erfüllen die angereicherten Stoffe gewissermaßen ihren „Heilungsauftrag". Wenn sie beispielsweise auf abgestorbene Hautpartikel stoßen, rufen sie eine beschleunigende Neubildung von Haut- oder Schleimhautzellen hervor.[37] Wenn sich unter den abgestorbenen Hautpartikeln schon Entzündungen (durch Kratzen) gebildet haben, dämmen sie diese durch ihre Eigenschaft, antibakteriell zu wirken, ein. Eine Badetorfauflage (Moorbrei) bindet die vom Körper ausgeschiedenen Stoffe und unterstützt die Sekretion von körperfremden oder gar giftigen Stoffen, sie lässt sie sprichwörtlich „aus der Haut fahren". Es findet ein Stoffaustausch zwischen Badetorf und den körpereigenen chemischen Stoffen (Huminsubstanzen) statt.

Indem sie Humine und Lignine enthalten, regen sie die Durchblutung der Haut an, aktivieren und stabilisieren die Immunvorgänge in den Hautgeweben. So können allergische Irritationen auf der Haut verringert, Schuppenflechte oder Neurodermitis gelindert werden. Dieser natürliche Reinigungsprozess ist äußerst wohltuend, vor allem für Menschen mit Hautproblemen, sie können wieder aufatmen.

Der schwache Säuregehalt der Huminsäuren (ihr pH-Wert liegt bei 5,7) verbessert die Hautstruktur und verleiht ihr eine „seidene Textur". Damit stellen sie eine wunderbare Balance zwischen Natur (Badetorf) und Körperchemie[38] her und rufen eine heilsame wie auch schönheitsfördernde Wirkung hervor. Huminsäuren haben außerdem einen gerbenden Einfluss auf die Haut, der sie widerstandsfähiger macht.

pH-Wert von Moor ist ideal für die Haut

Der durchschnittliche pH-Wert 5,3, wie er in Hochmooren vorkommt, wirkt sich auf die Haut überaus günstig aus. Die Abkürzung „pH" steht für das lateinische „potentia hydrogenii" und heißt übersetzt „Wasserstoffionenkonzentration". Die Wasserstoffionen (positiv geladene Teilchen) werden von den Torfmooren abgegeben, damit sie im Austausch Nährstoffionen aufnehmen können. Dieser chemische Vorgang lässt den pH-Wert des Moorwassers auf eine niedere Zahl sinken, wobei die pH-Werte-Skala von pH 0 bis pH 14 reicht, und der Mittelwert von pH 7 als neutral bezeichnet wird. Laugen haben einen pH-Wert größer als 7, Säuren hingegen rangieren auf dieser Skala zwischen 0 und 7. Der pH-Wert dient dazu, Säuren und Laugen voneinander zu unterscheiden und in Stärke zu kennzeichnen. Die menschliche Haut misst einen durchschnittlichen pH-Wert von 5, ein leicht saurer Wert, der aufgrund von jeweiligen Schweiß- und Talganteilen variiert. Der pH-Wert kann von Mensch zu Mensch unterschiedlich sein und differiert auch je nach Körper-

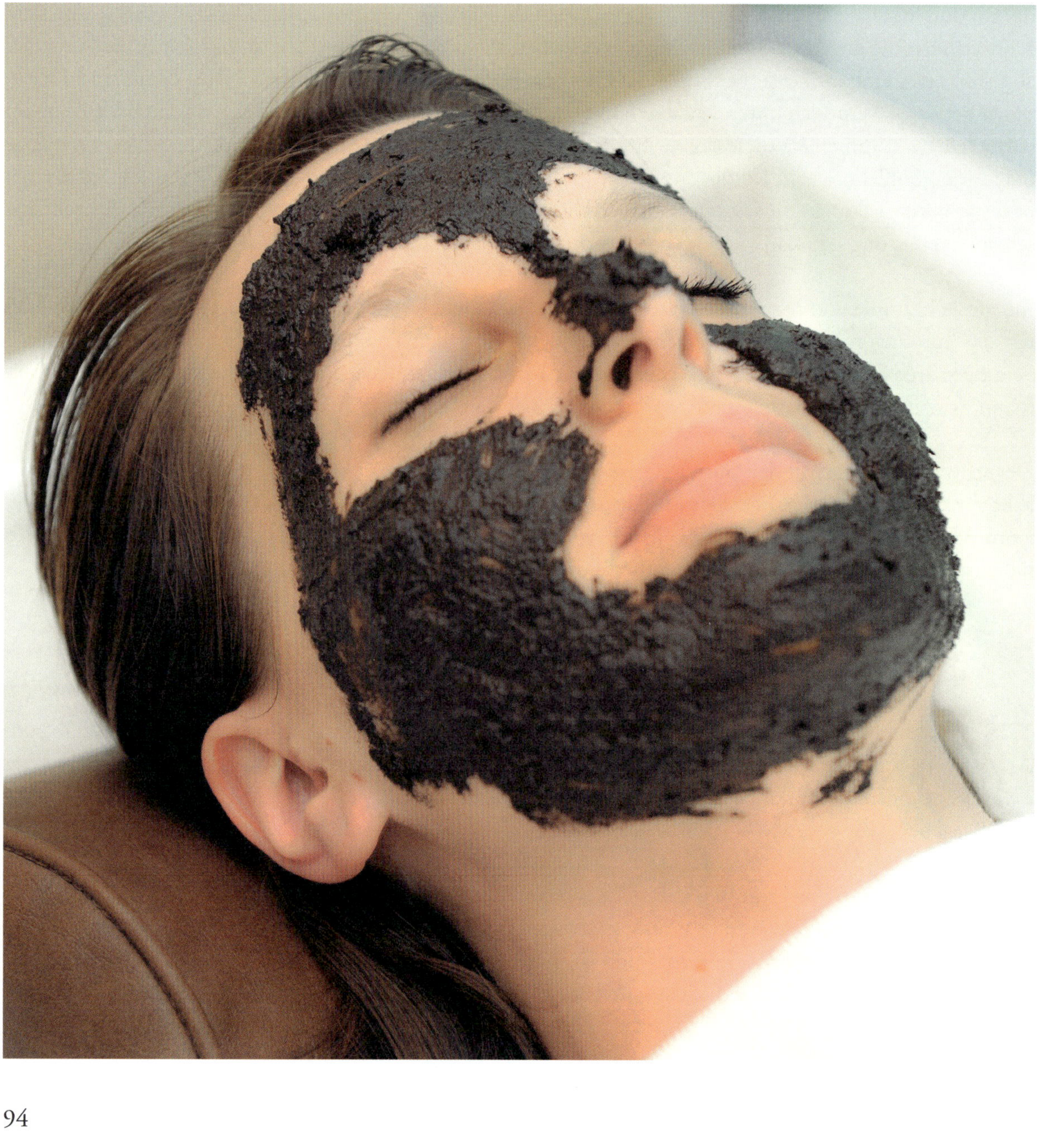

region oder Tageszeit. Signifikant ist, dass der pH-Wert von Hochmooren dem natürlichen pH-Wert der Haut sehr nahekommt. So versteht es sich von selbst, dass Moorapplikationen (aus dem Hochmoor) eine ideale Grundvoraussetzung mitbringen, sich gut mit der menschlichen Haut zu assimilieren und deshalb kosmetische Produkte auf Moorbasis sich optimal zur Pflege und Stärkung der Haut darstellen.

Schöne, gesunde Haut statt Alterung

Bis etwa zum 25. Lebensjahr „strahlt" unsere Haut von Natur aus, es sind höchstens Hautunreinheiten zu behandeln. Danach verlangsamt sich die Zellerneuerung, die Haut vermag nicht mehr genug körpereigenes Hyaluron zu speichern und braucht Stützelemente, damit sie weiterhin elastisch wirkt. Da wird am besten mit feuchtigkeitsspendenden Cremes, Collagenen und Anti-Aging-Pflegeprodukten nachgeholfen.

Ab etwa dem 40. Lebensjahr ziehen sich die Hautzellen von Natur aus noch mehr zusammen und lassen immer mehr Trockenheitsfältchen aufkommen. Nun sollte die regelmäßige, professionell beratende Hautpflege beginnen, nicht zuletzt, um die Muskelverspannungen im Gesicht, die ab jetzt sichtbarer werden, zu kaschieren. Doch wie so oft ist die Natur in der Lage, uns zu beschenken. Die Anwendungen ihrer Schätze, der kostbaren Huminsäuren aus dem Torf, sind hier bestens angebracht. Ihnen wird das Prädikat der Hyaluronidase-Hemmung zugeschrieben, d.h. der Verlust an Hyaluron durch den im Körper gesteuerten Zellabbau, wird eingebremst.[39] Die chemische Einwirkung von Torf auf die Haut, genauer von Hyaluronsäure auf Hautenzyme, gilt als wissenschaftlich gut abgesichert.

Mit der Zufuhr von Hyaluron, der natürlichen Substanz in den Huminsäuren, durch Moor-Einwirkung oder durch Auftragen entsprechender kosmetischer (Moor-)Produkte gelangt der Feuchtigkeitsanteil der Haut in eine neue, sichtlich erfrischende Balance, mit der Auswirkung von wunderbar schimmerndem Glanz.

Moor heilt – und schmeichelt der Haut

Seit Jahrtausenden wissen Menschen auf der ganzen Welt basale Elemente aus der Natur für ihre Gesundheit und Schönheit zu nutzen: Das sind Wasser, Sonne, Heilerden wie Schlicke und Schlamm, Torf und Kräuter. Der Gebrauch von Torf für Badekuren (mit den vielfältigen Effekten) hat in Europa eine rund 2000-jährige

Tradition. Außer im Kurbereich findet er auch in der Kosmetik seine Verwendung. Mit der im 19. Jahrhundert üblichen Notwendigkeit, Torf für Heizzwecke zu stechen, taten sich immer mehr Torfquellen für Heilzwecke auf. Wer Zugang zum Moor hatte, wusste den Torf als Erste-Hilfe-Maßnahme anzuwenden. Eine dicke Torfauflage half schnell bei Hautverbrennungen wie auch bei Schnittwunden. Der Blutfluss aus der Wunde kann durch die im Moor (im Mikrogrößenbereich) enthaltenen Elemente wie Wachse, Harze, ätherische Stoffe und Öle relativ schnell gestoppt werden. Aufgrund der Spontanbildung einer neuen Membran kommt es zu einer ziemlich raschen Wundschließung. Freilich gibt es sehr unterschiedliche Hautverletzungen und -krankheiten und entsprechend viele Möglichkeiten, Hautprobleme aus der Welt zu schaffen, doch findet die Heilung von Hautproblemen durch Mooranwendungen in zahlreichen Fachliteraturen über Moorheilkunde große Beachtung.

Die Heilung der Haut kann gleichermaßen von außen (durch Mooranwendungen) erfolgen wie auch von innen durch eine ernährungsbedingte Reinigungskur von Magen und Darm, wodurch auch die Leber „mitgereinigt" wird. Man sollte immer dran denken, viel Wasser zu trinken, auch Kräuterteesorten bieten sich an, vor allem die entgiftenden. Eine gesundheitsbewusste Ernährung stellt ohnedies die beste Basis für eine Gesunderhaltung der Haut dar.

Das in der Naturheilkunde gespeicherte Wissen, dass Pflanzen das Potenzial besitzen, heilende Prozesse im Körper in Gang zu bringen, stößt in der aufgeklärten Bevölkerung von heute allgemein auf offenere Ohren. Den meisten Menschen ist bekannt, dass das „Baden im schwarzen Gold" oder die aufgelegte „schwarze Paste" als Synonym für das Lindern und Heilen des überbeanspruchten Stütz- und Bewegungsapparats steht. Dass die gleichen Stoffe aber auch für die Regeneration der Haut beansprucht werden können, dem könnte noch ein wenig nachgeholfen werden.

Mediziner befürworten die Mooranwendung

Seit Jahrzehnten werden durch Experten Erfolgsberichte über das Heilmittel Moor mit Blick auf den Bewegungsapparat in die Öffentlichkeit gebracht. Als die chirurgisch-plastischen Schönheitsoperationen aufkamen, traten auch einige pionierhafte Vertreter der Moortherapie hervor, die ihr medizinisches Wissen über das Heilmoor im Bereich der Dermatologie ausprobierten und Erfolge verzeichneten. Es ist erstaunlich, was so ein weiches, warmes Stück Moorbrei alles verbessern kann. Bei einer größeren, beschädigten Hautfläche braucht man allerdings mehr von diesem Naturheilmittel, am besten man bereitet Moorumschläge zum Auflegen zu. Durch die sauren Reaktionen, die das Moor mit seinen Huminsäuren auf der Hautoberfläche auslöst, wirkt es bakterizid[40], bakteriostatisch, antiviral und antitoxisch. Diese einfache Anwendungsform sorgt für einen Stoffaustausch in der Grundsubstanz, erklärt der Salzburger Allgemeinmediziner und Kurarzt Dr. Wolfgang Seiringer. Ein weiterer Vorteil bestehe im entzündungshemmenden Einfluss des Moores (Torfes) auf Hautkrankheiten. Unangenehme und schmerzende Hautkrankheiten wie Neurodermitis, Schuppenflechten, Gürtelrose und Herpes werden durch Moorbehandlungen gelindert, sanft geheilt, im besten Fall sogar ausgeheilt. Auch die etwas leichteren Hautkrankheiten wie Akne, der nervige Juckreiz, Ekzeme, Schuppen seien nicht auf die leichte Schulter zu nehmen, denn sie verleiten zum Kratzen. Dadurch entstehen Risse in der Haut. Bei längerem Anhalten dieser Zustände entstehen mitunter Entzündungen, die bis in die unteren Hautschichten reichen. Dies beeinträchtigt unsere Laune, schwächt die Konzentration und schlimmstenfalls sogar das Immunsystem. Es ist wichtig, die Anwendungen über einen bestimmten Zeitraum durchzuführen. Die dafür nötigen Basisprodukte (= medizinisch anwendbarer Heiltorf) sind in Apotheken oder einigen Reformhäusern erhältlich. In jedem Fall sollte allerdings hier auch ein spezialisierter Arzt zu Rate gezogen werden.

Moorapplikation für die Schönheit

Als sich in den 1950er Jahren viele Frauen für die Auflage von Gurkenscheibchen im Gesicht begeisterten, fühlten sie sich zu ihrer eigenen Verschönerung optimal mit Feuchtigkeit und einem absoluten Frischegefühl versorgt. Es dauerte nicht lange, bis sich modern gewordene Moorapplikationen in Form von „Moormasken" einer immer größeren Beliebtheit erfreuten. Viele Frauen liebten es, ihr Gesicht mit dem angenehm in die Haut einziehenden, warmen Moorbrei einzuschmieren, speziell dann, wenn der weibliche Zyklus bevorstand, um der damit verbundenen, hormonbedingt unreinen Haut vorzubeugen. Das Naturkosmetikum Moormaske erweist sich wie ein reinbiologisches „face lift". Es frischt die Zellstruktur der Haut auf, lässt sie auf bezaubernde Weise schimmern und gibt ihr sogar ein wenig Teint.

Frauen wie Männer sollten sich öfter einfache Moorauflagen gönnen, sie beruhigen Haut und Seele. Wer sich den Moorbrei im Gesicht ersparen möchte, kann Mulltupfer in Schwarzwasser getaucht auf die vorher gereinigte Gesichtshaut auflegen. Das lässt sich auch gut in den eigenen vier Wänden in aller Ruhe oder bei entspannender Musik machen. Durch eine Mooranwendung (ob Moorbad oder Moorauflagen) erlangt die Haut neue Spannkraft und frische Elastizität. Dies ist dem Gehalt an Fetten, Harzen und Wachsen in den Huminstoffen zu verdanken.

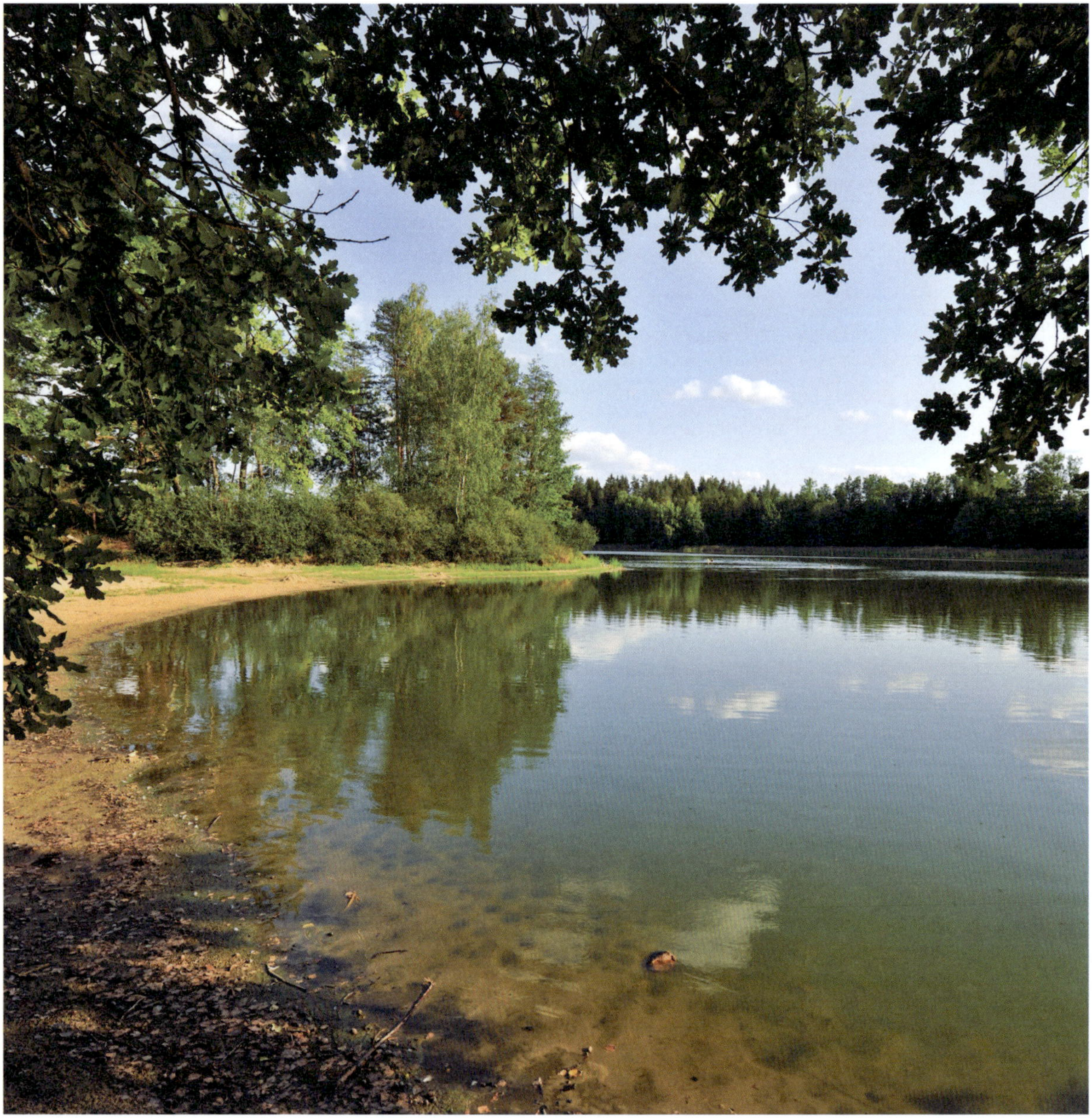

Wo sind qualitätsvolle Moorprodukte erhältlich?

Wenn wir das kostbare Moor (= Torf) gerade nicht in einem Kurhaus genießen dürfen, sondern es als Privatperson beziehen möchten, ist es empfehlenswert, sich an Apotheken oder Reformhäuser zu wenden oder an einschlägige Lieferanten mit zertifizierten Heiltorfprodukten. Hier erhalten wir qualitätsvolle, geprüfte Basisprodukte und fachliche Beratung. Damit lassen sich dann Moorumschläge oder -auflagen machen, Moorbäder können in der eigenen Wanne aufbereitet werden. Außerdem gibt es Trinkmoor für Heil- und Reinigungskuren, weiters verschiedene Produkte zur Anwendung für Schönheitskuren in den eigenen vier Wänden. Es gibt aber auch eine Reihe von Kosmetikherstellern, die Produkte mit Moorextrakten herstellen. Auch sie schätzen die Huminsäuren, weil sie für die Haut ein natürliches, regenerierendes Anti-Aging-Mittel darstellen. Die Haut bleibt vital und gesund, ihre Jugendlichkeit wird bewahrt.

Aus dem Kosmetiklabor geplaudert

Viele Frauen wünschen sich eine biologische Hautverjüngung, die allerdings nur durch einzelne Schritte der Hautpflege mit verschiedenen Produkten erreicht werden kann. Jedes Kosmetiklabor entwickelt seine eigene Linie, erklärt Elke Jansen, Cosmetic Advisory Manager bei Dr. Spiller Pure SkinCare Solutions: „Für unsere Moorkosmetikprodukte werden die unterschiedlichen Wirkweisen des Moorextrakts voll ausgeschöpft, um ein Rundum-Pflegepaket anbieten zu können, welches der Haut auf verschiedensten Ebenen wertvolle Unterstützung gewährt. Die entschlackende Wirkung ist besonders für Reinigungsprodukte für ein reines, klares Hautbild interessant.

Mit dem Tonisieren wird die Aufnahmefähigkeit der Haut für alle folgenden Produkte gesteigert und das Gleichgewicht des Mikrobioms wiederhergestellt. Dass Huminsäuren die natürlichen Revitalisierungsprozesse anregen, kann besonders durch den Einsatz in einem Serum genutzt werden. Durch die abschließende Pflege mit einer Creme kann gezielt auf die individuelle Hautsituation eingegangen werden, Schutz- und Abwehrfunktionen werden zusätzlich gestärkt. Moorextrakte steigern durch die enthaltenen Huminsäuren zudem die Festigkeit und Geschmeidigkeit der Haut – ein Benefit besonders auch für Körperpflegeprodukte. Durch die Kombination mit Pflanzen aus der Moorfauna können weitere spezifische Bedürfnisse bedient werden. Unterstützend wirkt beispielsweise der Sonnentau. Er regt den Hautstoffwechsel und Regenerationsprozesse an und wirkt somit der Hautalterung effektiv entgegen. Moose, Flechten und Farne hydratisieren die Haut langanhaltend. Moose sind wechselnden Wetterlagen und Belastungen durch Frost und Hitze ausgesetzt, wogegen sie starke Schutzmechanismen entwickelt haben. Der Mooszellextrakt schützt die Haut vor umweltbedingtem Stress und mindert Reizungen.[41]

Hyaluronsäure – die „Zaubersubstanz" aus dem Moor

Die Bezeichnungen „Hyaluronsäure" wie auch „Hyaluron-Serum" oder „Hyaluron-Injektion" sind aktuell „überall" in Apotheken-Schaufenstern und in Beauty-Zeitschriften speziell in deutschsprachigen Ländern zu sehen. Zahlreiche Heil- und Kosmetikprodukte mit dem Wirkstoffkonzentrat Hyaluronsäure werden angepriesen und versprechen ein jugendlich-frisches Aussehen, speziell für Personen, deren Haut zu altern beginnt. Auch zeitgemäße schönheitschirurgische Praxen werben damit und bieten Hyaluron-Injektionen an. In millimeterdünnen Schichten werden sie als Verjüngungs- und Verschönerungseffekt in die Haut eingearbeitet, um die Gesichtshaut und den Hals wieder jung und wie frisch modelliert aussehen zu lassen. Um hängende Mundwinkel oder gröbere Falten zwischen Nase und Mund auszubessern, kann man sich einer Injektion unterziehen, wodurch die betroffenen Stellen nicht nur geglättet werden, sondern auch an Volumen gewinnen.

Je älter die Haut ist, umso geringer ist ihr Zellzusammenhalt. Damit geht einher, dass die biologische Feuchtigkeitsregulierung der Haut nachlässt. Wer seine schmeichelhafte Haut behalten will, hilft meist ein wenig nach. Dies betrifft heute nicht mehr nur das weibliche Geschlecht. Nach Mitte des 20. Jahrhunderts griff die schönheitsbewusste Frau gern zu einer Gesichtsmaske, wenn sie ihre glatt gestraffte Haut zurückerhalten wollte. Nur, die Wirkung war meist nicht von besonders langer Dauer.

Heute wird auf dem Kosmetikmarkt eine große Palette von kostbaren Pflegeprodukten für Körper, Gesicht und Dekolleté angeboten, die sich umstandslos und angenehm auf die Haut auftragen lassen. Sie enthalten die vielgepriesene Hyaluronsäure, die übrigens angenehm kühlend auf der Haut wirkt. Die Hyaluronsäure wird deshalb so hochgepriesen, weil sie als eine körpereigene Substanz betrachtet werden kann. Und ja, nach einer Serie von Hyaluronsäure-Anwendungen lässt sich durchaus eine zarte Hautneubelebung im Gesicht erkennen. Der Feuchtigkeitskick wirkt unmittelbar und erzeugt einen strahlenden Teint. Kosmetikprodukte mit Hyaluronsäure sind quasi in allen Reformhäusern und Apotheken zu finden, auch in den Produktreihen der apothekeneigenen Herstellung.

Was genau ist die Hyaluronsäure?

Der Allgemeinmediziner Dr. Seiringer erklärt, bei Hyaluronsäure handle es sich um ein Glykosaminoglykan (langkettiges Kohlenhydrat), das einen wichtigen Bestandteil des Bindegewebes darstellt. Ihre stärkste Eigenschaft ist, große Mengen an Wasser binden zu können. Dies lässt Gewebe weicher und zugleich stabiler werden. Ein gefestigtes Bindegewebe verschönert nicht nur die Haut, sondern schützt sie auch vor Infektionen. Die Hyaluronsäure reguliert den Zellstoffwechsel. Die Hyaluronsäure ist ein hochwertiger Bestandteil in zahlreichen Gesichts- und Augencremes, die aktuell angeboten werden. Informationen aus dermatologischen Labors versichern, dass Cremes und vor allem Ampullen, die das Wirkstoffkonzentrat Hyaluronsäure beinhalten, die Zellerneuerung unterstützen, was sich optisch schon nach wenigen Anwendungen durch Faltenauffüllung bemerkbar macht. Gesichtscremes auf der Basis von Hyaluronsäure kräftigen den Zellzusammenhalt der Haut. Die den Zellen zugeführte Feuchtigkeit wird langanhaltend gespeichert und verleiht der Haut einen verfeinerten Teint ebenso wie eine schöne Spannkraft. Auf lange Sicht bleibt die Hautoberfläche geschmeidig und erscheint seiden. Schon über Nacht, so versprechen die Kosmetiklabors, füllen sich die Feuchtigkeitsspeicher der Haut auf. Solche Produkte werden als Kur oder als tägliches Pflegemittel angeboten.

Die Haut junger Menschen verfügt über einen ausreichenden Hyaluronsäuregehalt, mit den Jahren nimmt er jedoch ab. Die heutige Forschung macht es möglich, dem Mangel an der aus dem Hautgewebe schwindenden Hyaluronsäure auf angenehme Art entgegenzuwirken. Torfmoose bilden die Grundlage der Hochmoore. Sie entspringen aus dem Moorwasser, wachsen immer weiter in die Höhe, während der im Wasser stehende Pflanzenteil unterhalb gleichmäßig abstirbt. Torfmoose sind so gebaut, dass sie sich optimal an ihre Lebensgrundlage, das Wasser, anpassen können. Die Zellwände ihrer Blätter bestehen aus Chlorophyllzellen und aus Hyalinzellen, deren Aufgabe es ist, ausreichend Wasser zu speichern. Aufgrund ihrer zusätzlichen Fähigkeit zum Ionenaustausch erwirken sie die Säuerung ihrer Umgebung.

Badetorf als Luxus

Die Inhaltsstoffe des Badetorfes sind ein wunderbares Geschenk der Natur. Außer dass wir sie zum Heilen verwenden, verwöhnen sie durch ihre gehaltvollen Anteile an Hyaluronsäure die Haut. Wer also ein Moorbad zugunsten seines Bewegungsapparats nimmt, bessert auch den Feuchtigkeitsgehalt der Haut auf. Torfextrakte wirken regenerationsfördernd und verleihen der Haut eine geschmeidige, strahlende Oberfläche.

Schlussbemerkung

Der Körper deckt in der heutigen Gesellschaft für den medizinischen und kosmetischen Bereich ein boomendes Produktfeld ab. Was nicht alles können wir an ihm ausprobieren! Wenig steht dem Anspruch entgegen, uns immer noch gesünder und besser fühlen zu wollen. Je schöner und perfekter unser Erscheinungsbild ist, umso größere Chancen zeichnen sich auch im Beruf ab, das ist erwiesen.

Daher versuchen wir unsere seit Jugend antrainierte Leistungsfähigkeit zu steigern und zu optimieren – so lange, bis die biologische Uhr das Ticken verlangsamt. Die Altvorderen und die 68er-Generation haben diesen „drive“ durchgehalten, ihre Nachfolger, die Kinder der „Blumenkinder“, zollen dieser Haltung Beifall. Dass es dabei nicht allein ums Aussehen geht, sondern auch ums Wohlbefinden in einer intakten Umwelt, hat die „Generation Y“[42] schon in Kinderschuhen mitbekommen. Dafür steigt die schon wieder folgende Generation auf die Barrikaden (Fridays for Future, Plant-for-the-Planet).

Gesundheit wird heute im gesellschaftlichen Mainstream thematisiert. Dabei läuft der Informationstrend über eine gesundheitsbewusste Lebensführung und über vielseitige Heilungsmethoden in viele verschiedene Richtungen. Wir suchen Rat im Bereich der alternativen Naturheilkunde, in der Homöopathie oder auch in der Traditionellen Chinesischen Medizin (TCM). Heilfastenschulen, asiatische Ernährungsmethoden (von Yin-Yang bis Ayurveda) finden ebenso Anklang wie Wellnesstempel für Gesundheitsbewusste und Genießer. Um Körper und Geist frisch und fit zu halten, üben wir uns in Yoga oder lernen Qi Gong, betreiben wir Mentaltraining oder gönnen uns Shiatsu. Die Voraussetzung dafür ist das positive Gefühl zu sich selbst und zum eigenen Körper. Dies motiviert uns, ihn entsprechend gut zu versorgen und ihn nachhaltig pflegen zu wollen.

Das aktuelle Aufleben der alternativen Heilmethoden und -praktiken profitiert von naturbewussten, aufgeklärten Menschen, die sich an der Natur erfreuen. Häufig liegt es an ihrem Engagement, die Verbreitung von Informationen über individuelle Möglichkeiten einer gesunden Lebensführung weiterzugeben.

Es macht Sinn, wenn viele Menschen – meist sind es die Frauen – über ihre Heilerfahrungen, ihr Wissen aus der eigenen Anwendungspraxis, über alternative Gesundheitskuren wie auch geheime Kosmetikratschläge kommunizieren. Denn: Naturheilkundliche Ratschläge werden von Allgemeinmedizinern zurückgehalten, da sie bis heute (in vielen Ländern) den hippokratischen Eid schwören, welcher sie verpflichtet, die Patienten vor Schädigung und Unrecht zu bewahren. Der Großteil der Mediziner ist nicht bereit, sich auf eine Behandlungsebene zu begeben, deren Mittel zum Erfolg nicht oder nur kaum messbar sind, etwa Heilerfolge durch Torf- oder Kräuterextrakt-Anwendungen[43]. Nur in seltenen Fällen fühlen sich medizinische Betreuer moralisch der Natur verpflichtet, indem sie meist im Alleingang versuchen (müssen), das naturwissenschaftlich und ökonomisch ausgerichtete Korsett zu sprengen.

Kritischer Nachsatz

Die bisherige Erforschung von Moor (Torf) als Heilmittel kann durchaus als unzureichend bewertet werden. Die Ursache mag in den – für die Naturwissenschaften – unüberschaubaren Qualitätsunterschieden der europäischen Moore liegen. Das spricht von Seiten der Pharmaindustrie gegen medizinische Produkte mit geforderter Qualitätssicherung. Also werden Heiltorfprodukte lediglich supplementär zu anderen Medikationen verordnet.

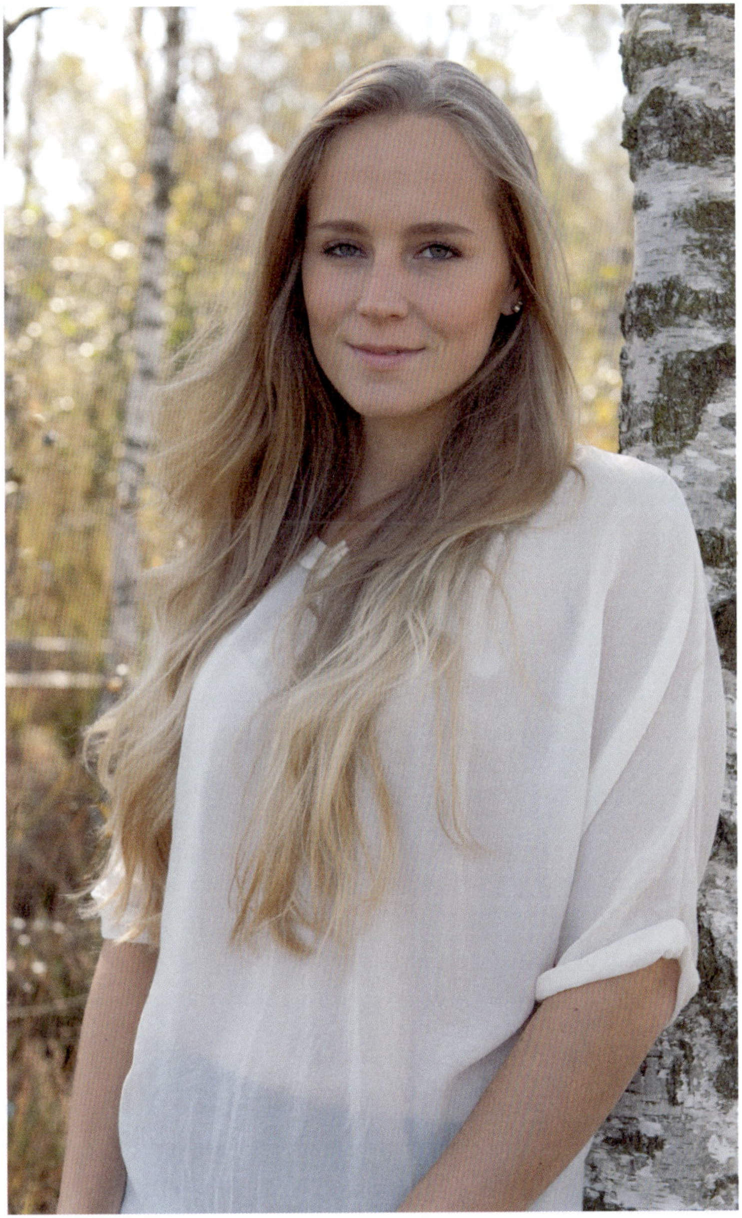

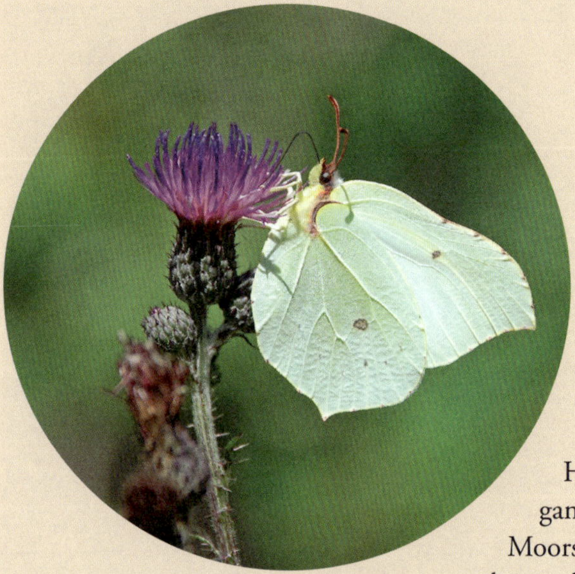

Dr. med. Wolfgang Seiringer

Nutzen des Heilmoors in der Kosmetik

Die Moorinhaltsstoffe zeigen nachweislich eine gute regenerationsfördernde Wirkung, weshalb sie sich bestens als biologische Grundlagen für kosmetische Produkte eignen.

Heilmoor erzielt – aufgetragen auf die Haut – eine ganzheitliche Wirkung im Körper. Die vielfältigen Moorsubstanzen wirken auf der Haut und durchdringen teilweise die Zellen der Oberhaut. Es findet ein Bindungsprozess mit Eiweißstoffen der Haut statt und eine Austauschreaktion von Ionen wird angeregt, positive schädliche Ionen im Gewebe der Haut werden durch negative verjüngende Ionen des Heilmoors ersetzt. Die Teilchen werden dann von den Blutgefäßen des Körpers erfasst, um ihr äußerst heilendes Werk zu erbringen.

Versorgung mit lebenswichtigen Ölen, Fettsäuren und Lipiden

Der kosmetische Nutzen des Heilmoors resultiert auch aus den lebenswichtigen Ölen, Fettsäuren und Lipiden, die im Moor in natürlicher Form und nicht – wie in den meisten Kosmetika - künstlich auftreten. Diese durchdringen leicht die Haut und subkutanes Gewebe, stellen den natürlichen pH-Wert der Haut wieder her und steigern die Durchblutung des Zellgewebes.

Verjüngungskur für die Haut

Durch die im Heilmoor enthaltenen löslichen aktiven organischen und anorganischen Bestandteile wird die Haut gleichermaßen entgiftet, gereinigt, gestrafft und wiederbelebt. Gleichzeitig wirkt Heilmoor hypoallergen und harmonisierend auf jeden Hauttyp, entzieht überflüssiges Hautfett oder führt Feuchtigkeit zu.

Hilfe bei Akne, Cellulite und Co.

Die aktiven Pflanzenbestandteile des Heilmoors wurden in Studien für hilfreich befunden, vielerlei Hautprobleme einschließlich Akne, Ekzeme, Schuppenflechte, Verbrennungen, Narben, Schwangerschaftsstreifen und Cellulite zu behandeln. Cellulite ist etwa eine Einlagerung im subkutanen Hautgewebe, ausgelöst durch eine Ansammlung von Giftstoffen und Stoffwechsel-Restprodukten sowie durch geringe Durchblutung und Flüssigkeitsspeicherung aufgrund von geringem Lymphfluss. Das Heilmoor beeinflusst beides, sowohl die Entzündung als auch die Ursachen, und ist daher hervorragend zur Behandlung von Cellulite geeignet, denn es unterstützt die Hautregeneration auch bei Gewichtsabnahme.

Schönheit von innen

Eine gesunde und ausgewogene Ernährung ist eine wesentliche Voraussetzung für schöne Haut. Heilmoor innerlich anzuwenden hilft dem gesamten Körper zu entgiften und wird daher ebenfalls als grundlegender Bestandteil einer Moor-Hauttherapie betrachtet. Diesem Umstand tragen die österreichischen Moorbadunternehmen zusätzlich Rechnung mit entsprechenden Angeboten.

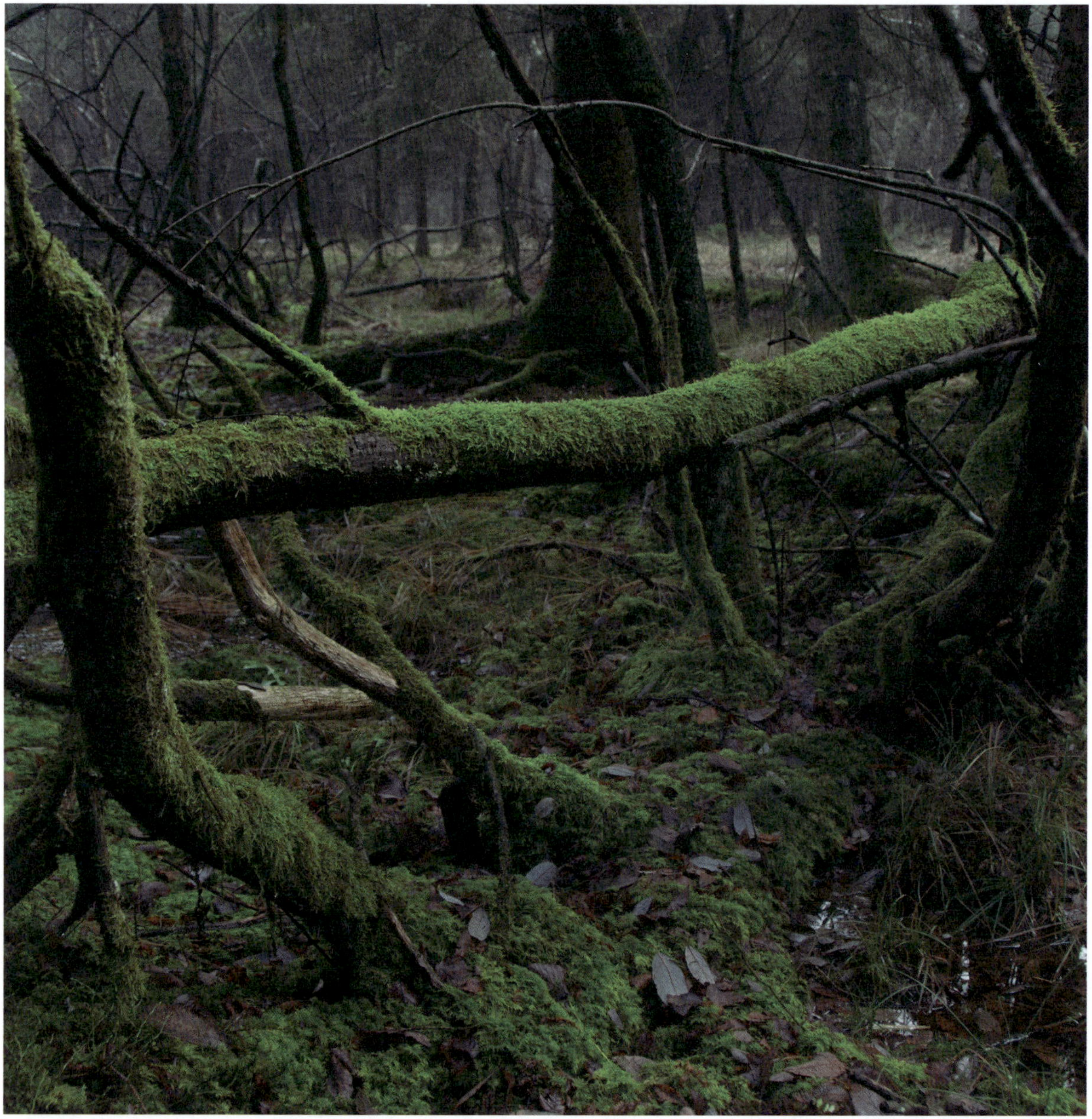

Einige abschließende Gedanken

Der große Geist ist unser Vater, aber die Erde ist unsere Mutter. Sie ernährt uns; was wir in den Boden gegeben haben, gibt sie uns als Frucht wieder, und sie schenkt uns Heilkräuter. Sind wir verwundet worden, gehen wir zu unserer Mutter und versuchen, die verwundete Stelle auf sie zu legen, um geheilt zu werden. Auch die Tiere verhalten sich so; sie legen ihre Wunden auf die Erde … *– Big Thunder, vom Volk der Wabanaki*

Jede Ratsversammlung der Irokesen beginnt mit einem Gebet. In diesem Gebet werden die Versammelten aufgefordert, dankbar zu sein für all das, was ihnen die Schöpfung gegeben hat – für alles auf der Erde und für alles über der Erde, wie Sonne, Mond und Sterne. Unser Volk weiß, dass der Natur eine wichtige Rolle zukommt, denn die Natur kann ohne den Menschen bestehen, der Mensch aber nicht ohne sie. Hegten die weißen Menschen eine ähnliche Dankbarkeit für die Geschenke der Schöpfung, so wäre die Erde ein besserer Platz zum Leben, denn niemand vernichtet, was er verehrt und liebt. *– Ernest Benedict, Mohawk*

Der Mensch ist sich des Umfangs und der Innigkeit seiner Beziehung zur Natur meist ganz unbewusst … Wir verhalten uns, als wären wir die geborenen Herren und könnten und sollten unsere Überlegenheit rücksichtslos und zerstörerisch unter Beweis stellen … Trotzdem möchten wir in einer Welt leben, in der alles und alle harmonisch mit allen anderen verbunden sind. Es ist das Ziel von Naturritualen, das Bewusstsein für diese gegenseitige Abhängigkeit fortwährend wach zu halten. *– Malidoma Somé, Schamane, Burkina Faso*

In seinem Buch „Soulcraft" beschreibt der amerikanische Tiefenpsychologe und Wildnis-Führer *Bill Plotkin* eine Überzeugung der australischen Aborigines, „dass es für jeden Menschen einen Platz in der natürlichen Welt gibt, an den er am meisten gehört, der ein Teil von ihm ist – ebenso, wie der Mensch einen Teil dieses Platzes darstellt. Indem er diesen Platz entdeckt, entdeckt er zugleich sein wahres Selbst." Und Plotkin betont auch, „die menschliche Seele sei nicht von der Natur zu trennen, sondern stelle einen Teil der Natur dar"! Die Natur und unsere Psyche sind also von gleichem Wesen, durch beide weht derselbe Geist. Wer der Natur mit Respekt, Achtung und Wertschätzung begegnet, geht auch mit sich selbst respektvoll und wertschätzend um. Wer unsere Erde nur mit Ausbeutung und Zerstörung behandelt, bringt auch dem eigenen Körper bloß eine ausbeuterische und zerstörerische Haltung entgegen. Gerade dies geschieht aber in unserer Gesellschaft täglich. Es wäre also ein Umdenken angesagt. Ein liebevollerer Zugang zu Mutter Erde, achtsamer Umgang mit ihren heilsamen Ressourcen, ein dankbares Annehmen ihrer Gaben und zudem ein bewussteres Wahrnehmen noch halbwegs unberührter und natürlicher Landschaften, die zugleich ein Führer sind in die innere Wildnis unserer Seele.

Endnoten

1) Erdschlamm besteht weder aus Erde noch aus Torf.
2) Balneologie: die Lehre von den therapeutischen Anwendungen durch Heilquellen und Heilpeloide (Badetorf, Fango)
3) Moorbad Neydharting, das weit älteste Moorbad Österreichs (1364 erstmals schriftlich erwähnt)
4) Ebner-Eschenbach, M.: Aus Franzensbad. Das Gemeindekind. S. 96, in einem fiktiven Brief an ihren Arzt in Wien
5) fächerübergreifend
6) auf 911 m Seehöhe
7) Dies bestätigen chemische Analysen.
8) eine von Moos bewachsene Erhebung im Moor
9) Vertorfung (bzw. Humifizierung)
10) Das Zersetzen wird von Mikroorganismen, Pilzen und spezialisierten Bakterienkulturen unterstützt.
11) Pektine dienen der Stützfunktion von Pflanzen
12) Afghanistan, Kasachstan, Usbekistan etc.
13) zusammenziehendes, blutstillendes Heilmittel
14) Periartikulär (med. Begriff): Um ein Gelenk herum gelegen
15) Dr. Helmreich weist darauf hin, dass es richtiger wäre, von „Dr. Torf" zu sprechen.
16) G. Lüttig, S. 7
17) ebenda
18) nach R. Krisai, 1997
19) Eine Wanne fasst durchschnittlich 250 bis 300 Liter Flüssigkeit.
20) Beer, A.-M., 2013
21) Kurwannen sind meist aus Edelstahl oder Sanitäracryl gefertigt.
22) siehe G. Lüttig, S. 7
23) Dr. med. Magdalena Helmreich im Gespräch mit Hiltrud Oman, 2017

24) Abschwellung durch Senkung der Stoffwechselaktivität

25) Das sind Anwendungen mit Heilerden wie Moor, Fango, Schlick etc.

26) im kleinen Moorbad von St. Georgen bei Salzburg

27) Die Sojafrucht kann von europäischstämmigen Menschen (im Gegensatz zu vielen asiatischen) nicht vollständig zersetzt werden, d.h. die Inhaltsstoffe werden nicht zur Gänze aufgenommen.

28) Lüttig, S. 7

29) im Gespräch mit der Autorin, Herbst 2016

30) Kovarik, in: Flaig, Grundlagen und Anwendungen der Moortherapie, S. 191

31) H. Wienke in Goecke u. Lüttig

32) Peloide (Badetorfe) sind von Natur aus feinkörnige Bestandteile aus organischen und anorganischen Stoffen. Sie sind im Torf ebenso wie im Fango, Schlick oder Schlamm enthalten.

33) umgangssprachlich: Moorbad

34) siehe auch Kapitel „Östrogenwirkende Substanzen im Torf"

35) https://www.oegmbt.at/services/news/item/2023-hautmikrobiom-vielfaeltige-mikroorganismen-als-taegliche-begleiter

36) „SLES": waschaktive, stark fettlösende, schaumbildende Substanzen

37) In jungen Jahren erneuern sich gesunde Hautoberflächen im Rhythmus von ca. 28 Tagen.

38) Der pH-Wert des menschlichen Blutes liegt – ausgeglichen – bei 7,5 (bei einer Werteskala von 0 (sauer) bis 14 (basisch)), wobei der pH-Wert des Blutes das Säure- und Basenverhältnis im Körper anzeigt.

39) Sommer, G.: Angewandte Bäder-Klimaheilkunde 8, pp. 328–337

40) Bakterien tötend

41) Die bei Dr. Spiller entwickelte biozertifizierte Kosmetiklinie „Trawenmoor – be the purest version of yourself" beinhaltet einen Moorextrakt mit hochkonzentrierten Huminsäuren in Kombination mit Pflanzen aus der Moorfauna.

42) das sind die heute 16- bis 35-Jährigen

43) siehe „Traditionelles Europäisches Heilkräuterwissen" (TEM)

Verwendete Literatur

Andreaus, Adolf: Das Moor von Bürmoos, Vegetation, Aufbau und Geschichte. Dipl.-Arb. Univ.-Bibliothek Salzburg 2002

Baatz, H.: Moortherapie in der Frauenheilkunde. In: Moortherapie: Grundlagen und Anwendungen (Hg.: Flaig, W.; Goecke, C.; Kauffels, W.) Wien/Berlin 1988

Beer A.-M., S. Fetaj, U. Lange: Peloidtherapie. Ein Überblick zur Empirie und Evidenz am Beispiel der Heiltorftherapie. Zeitschrift für Rheumatologie, August 2013, Volume 72, Issue 6, pp. 581–589

Beer, André-Michael: Anwendungsbeobachtung zur Hautverträglichkeit von Torfextrakten. Manuskript. Hattingen 2013

Bühring, Ursel: Praxis-Lehrbuch der modernen Heilpflanzenkunde. Stuttgart 2011

Colditz, Gabriele: Auen, Moore, Feuchtwiesen. Basel 1994

Dierßen, Barbara u. Klaus: Moore. Ökosysteme Mitteleuropas. Stuttgart 2001

Dopsch, Heinz: Theophrast von Hohenheim, genannt Paracelsus. In: Die Heilpflanzen des Paracelsus. Hg. v. Amt der Salzburger Landesregierung, Abt. 12, Salzburg 1993

Ebner-Eschenbach, Marie von: Aus Franzensbad. Das Gemeindekind. Bd. 1 (Hg. E. Polt-Heinzl u. U. Tanzer), Salzburg/Wien 2019

Eichelsdörfer, D.: Naturwissenschaftliche Grundlagen der Moortherapie. Telma 5: 263–276. 1973

Fink, Franz: Natürlich vorsorgen und heilen. Heilmoor & Kräuter. Anthering 2012

Flaig, W., Goecke, C., Kauffels, W.: Moortherapie. Grundlagen und Anwendungen. Wien/Berlin 1988

Goecke, Claus u. Lüttig, Gerd (Hg.): Wirkungsmechanismen der Moortherapie. Internationales Moorsymposium d. Deutschen Gesellschaft f. Moor- u. Torfkunde e.V. Stuttgart 1987

Göttlich, Karlhans: Wirkungsmechanismen der Moor-Balneo-Therapie. In: Göttlich, K. H. (Hg.): Moor und Torfkunde. Stuttgart 1990

Gschnait, F. u. Exel, W.: Haut und Seele. Wien 2002

Hofer, Wolfgang: Unveröffentlichtes Manuskript zum Heilmoor von St. Felix, 2012

Karmasin, Helene: Wahre Schönheit kommt von außen. Salzburg 2011

Klement, Alfred: Heilpflanzen. Sammeln, zubereiten, genießen. Salzburg 2011

Kovarik, Robert: Über die Anwendung von Präparaten aus Torf bzw. Huminstoffen bei gynäkologischen Erkrankungen. In: Moortherapie. Grundlagen u. Anwendungen (Hg. W. Flaig, C. Goecke). Berlin 1988

Kovarik, Robert: Vaginale Moorbehandlung. e-book, 2008

Kremer, Bruno u. Oftring, Bärbel: Im Moor und auf der Heide. o. O. 2013

Krisai, Robert: Moore im Ostalpenraum, Vortrag, Salzburg 1997
Lüttig, Gerd W.: Die Zusammenarbeit von Naturwissenschaften, Medizin u. balneologischer Praxis auf dem Gebiet der Badetorftherapie. In: Wirkungsmechanismen der Moortherapie. Goecke/Lüttig (Hg.). Stuttgart 1987
Machatschek, Michael: Nahrhafte Landschaft 2. Wien/Weimar 2004
Naucke, W.: Chemie von Moor und Torf. In: Handbuch der Moor- und Torfkunde (Hg. Göttlich Kh., S. 173–194). Stuttgart 1980
Ordnung, W.: Grundlagen und Möglichkeiten der Balneotherapie von Gastrointestinalerkrankungen. In: Kompendium der Balneologie und Kurortmedizin. Schmidt, Klaus (Hg.). Darmstadt 1989
Paracelsus, Theophrastus Bombastus: Das Bader-Büchl. Hg. Otto Stöber. Wien/Frankfurt 1958
Posch, Waltraut: Körper machen Leute. Der Kult um die Schönheit. Frankfurt M. 1999
Schneekloth, Heinrich: Badetorf – die Grundlage der Moortherapie – Vorschläge zur Qualitätsverbesserung eines Heilmittels. In: Wirkungsmechanismen der Moortherapie /Lüttig (Hg.). Stuttgart 1987
Schreiber, Hans: Vergletscherung und Moorbildung in Salzburg. Staab 1912
Sommer G.: Hyaluronidase-Hemmung durch Huminsäuren. Zeitschrift für angewandte Bäder- und Klimaheilkunde 8. pp. 328–337, 1961
Stöber, Otto: Ewiges Moor von Neydharting. Wien/Linz 1970
Teuschl, Alfred: Der Torfstich in Spielberg. Unveröff. Manuskript, Spielberg 2012
Torfkurier. Hg. v. Reinhard Kaiser, Torferneuerungsverein Bürmoos. 2011

Dank

Für nützliche Informationen dankt Hiltrud Oman herzlich:
Mag. pharm. Maria-Michaela Foelsche/Weidmoos Apotheke Lamprechtshausen; Dr. med. Magdalena Helmreich/Leitende Kurärztin, Vivea Gesundheitshotel Bad Traunstein; Wolfgang Hofer, St. Georgen; Klaus Kitzmantel/Dr. Spiller Pure SkinCare Solutions; Mag. Engelbert Künig, Kufstein; Univ.Prof. Dr. Robert Krisai/Experte der Moore Österreichs, Braunau; Dr. med. Wolfgang Seiringer/ Allgemeinmediziner Salzburg; Alfred Teuschl und Familie Trondl/Bad Traunstein; Torferneuerungsvereine Bürmoos und Weidmoos; wie auch für die Fotos: Bacc. art Alexander Huemer, Eggelsberg und Maria Wimmer, Natur- und Landschaftsvermittlerin, Eggelsberg.

Die Autoren

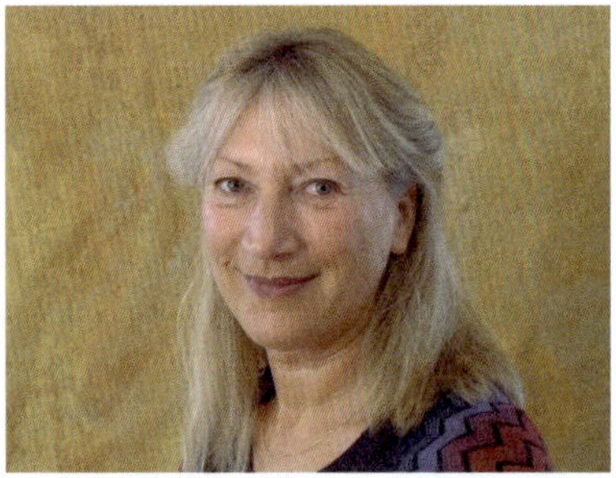

Dr. Hiltrud Oman lebt in Bürmoos, am Rande der größten zusammenhängenden Moorlandschaft Österreichs, im Norden von Salzburg, an der Grenze zu Oberösterreich. Das facettenreiche Thema Moor beschäftigt sie seit vielen Jahren. Als freischaffende Kunsthistorikerin kuratierte sie 2007 die Ausstellung „Moor – Schwarze Erde im Licht der Kunst" für das Museum SIGL·HAUS in St. Georgen bei Salzburg. An der Universität Mozarteum Salzburg initiierte sie mehrere interdisziplinäre Projekte.

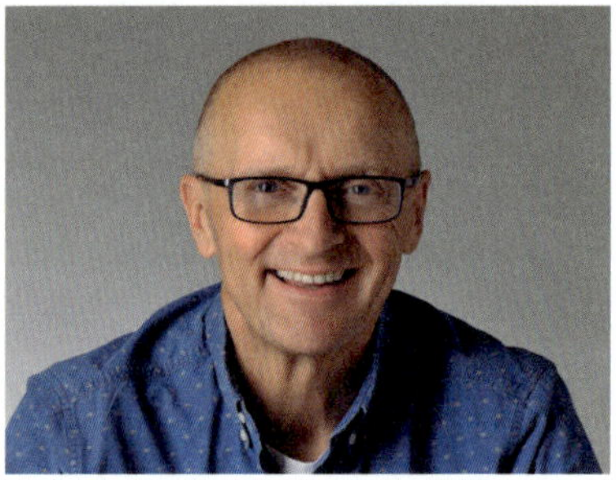

Wolfgang Hofer ist Fotograf und Unternehmer in den Bereichen Marketing und Kommunikation, beheimatet in St. Georgen bei Salzburg. Der Initiator und Produzent des hier vorliegenden Ratgebers ist als Sohn einer ehemaligen Apothekerin mit Gesundheitsthemen seit seiner Kindheit vertraut. Er liebt das Moor als reizvolles und inspirierendes Erholungsgebiet, das uns Menschen als kostbare Gesundheitsressource dient, und schwört auf die Heilkraft des Moores.

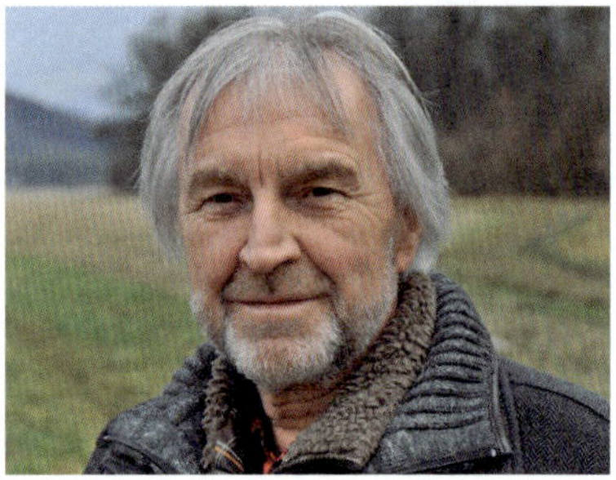

Dr. med. Wolfgang Seiringer ist Arzt für Allgemeinmedizin (Dialysearzt in Salzburg) und klientenzentrierter Psychotherapeut.

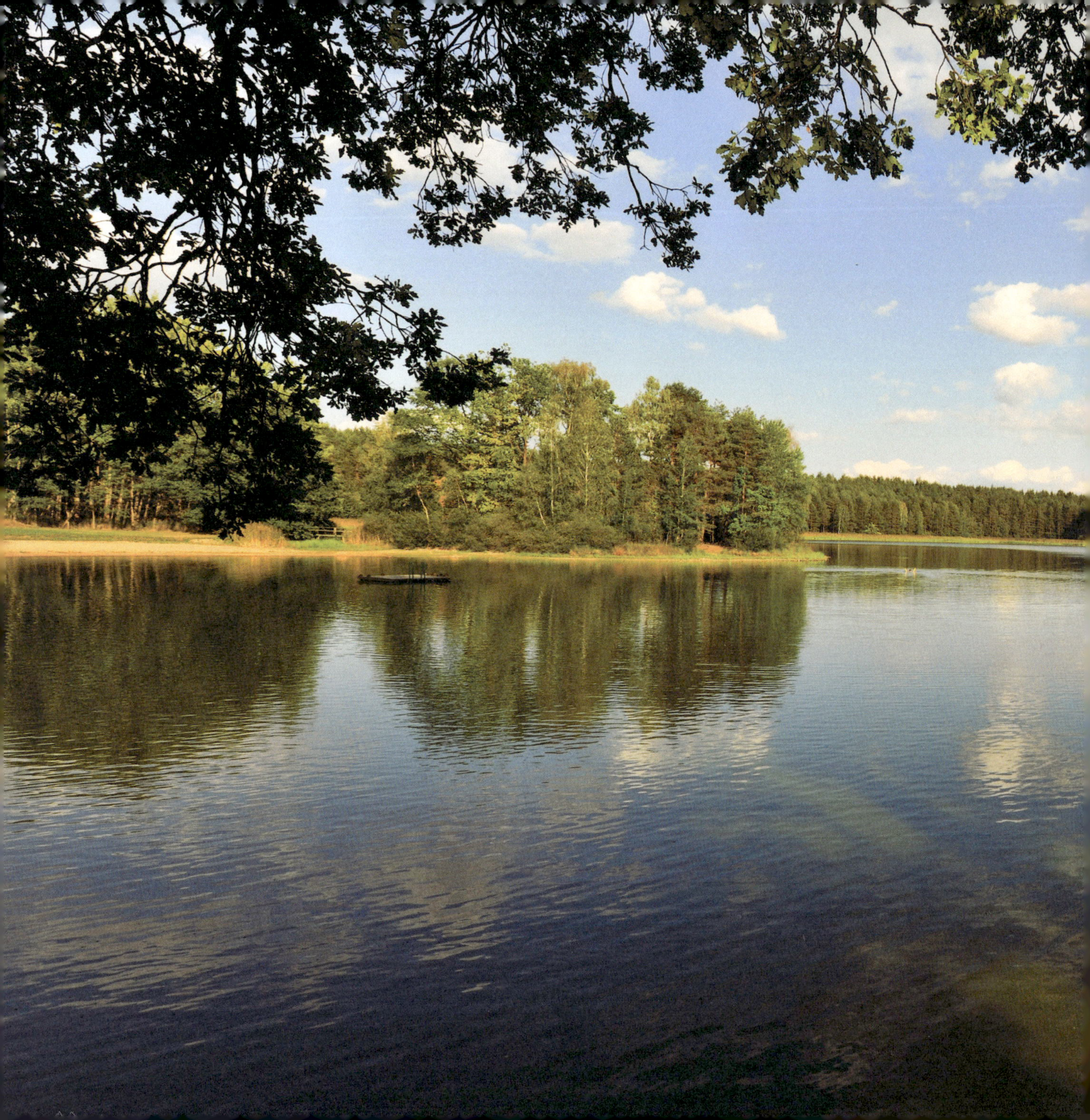

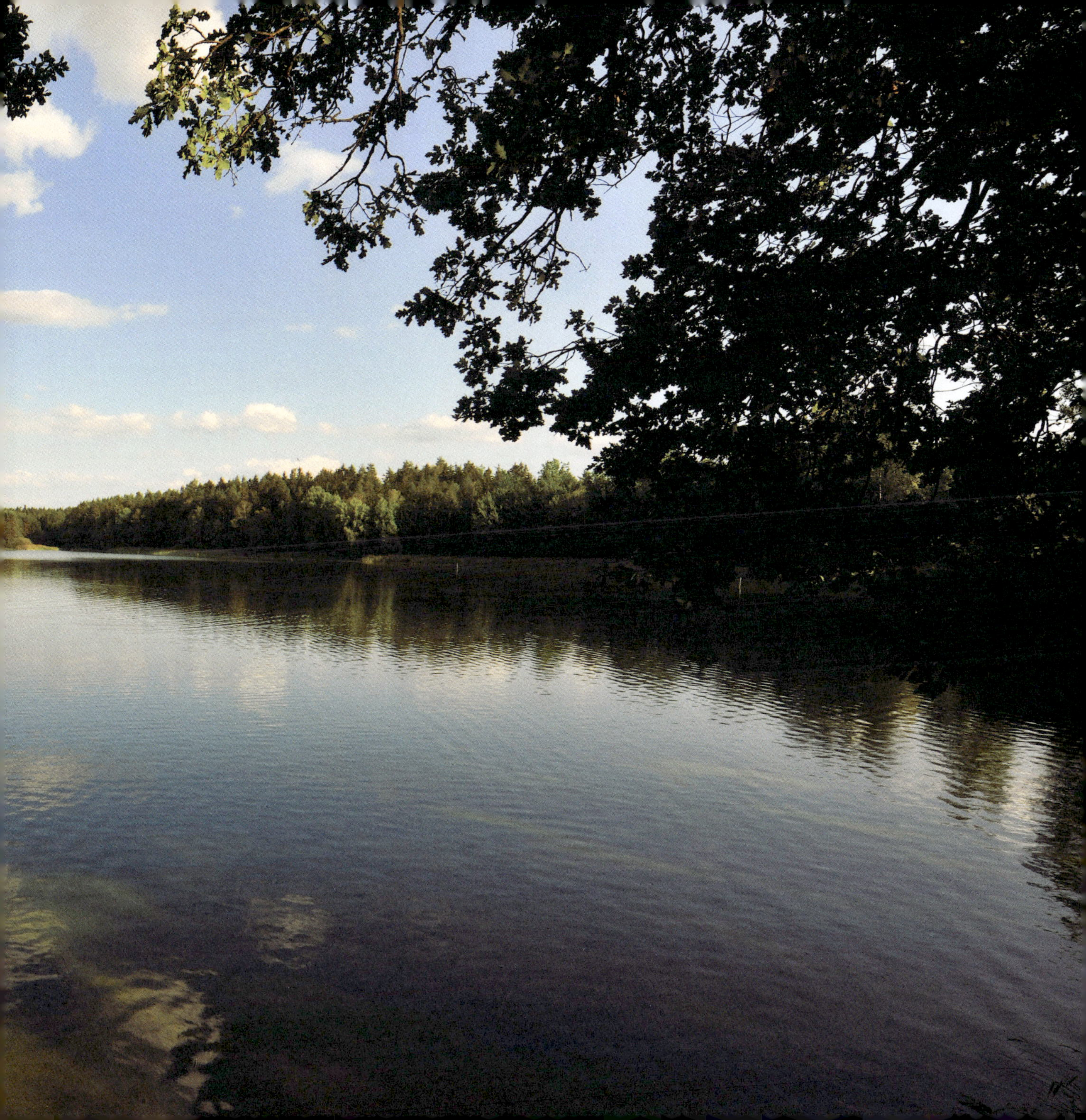

Natürliche Heilvorkommen in Österreich und in den Bundesländern

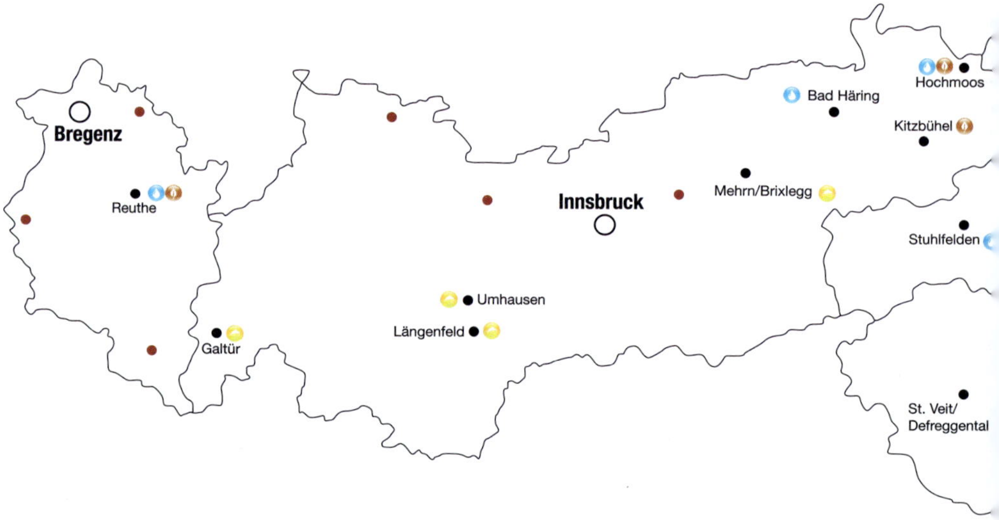

Legende:

- Hauptstadt
- Ortschaft
- Derzeit nicht genutzte Heilvorkommen bzw. Versandprodukte
- Heil- und/oder Thermalwasser
- Moor etc.
- Heilklimatischer Kurort oder Luftkurort

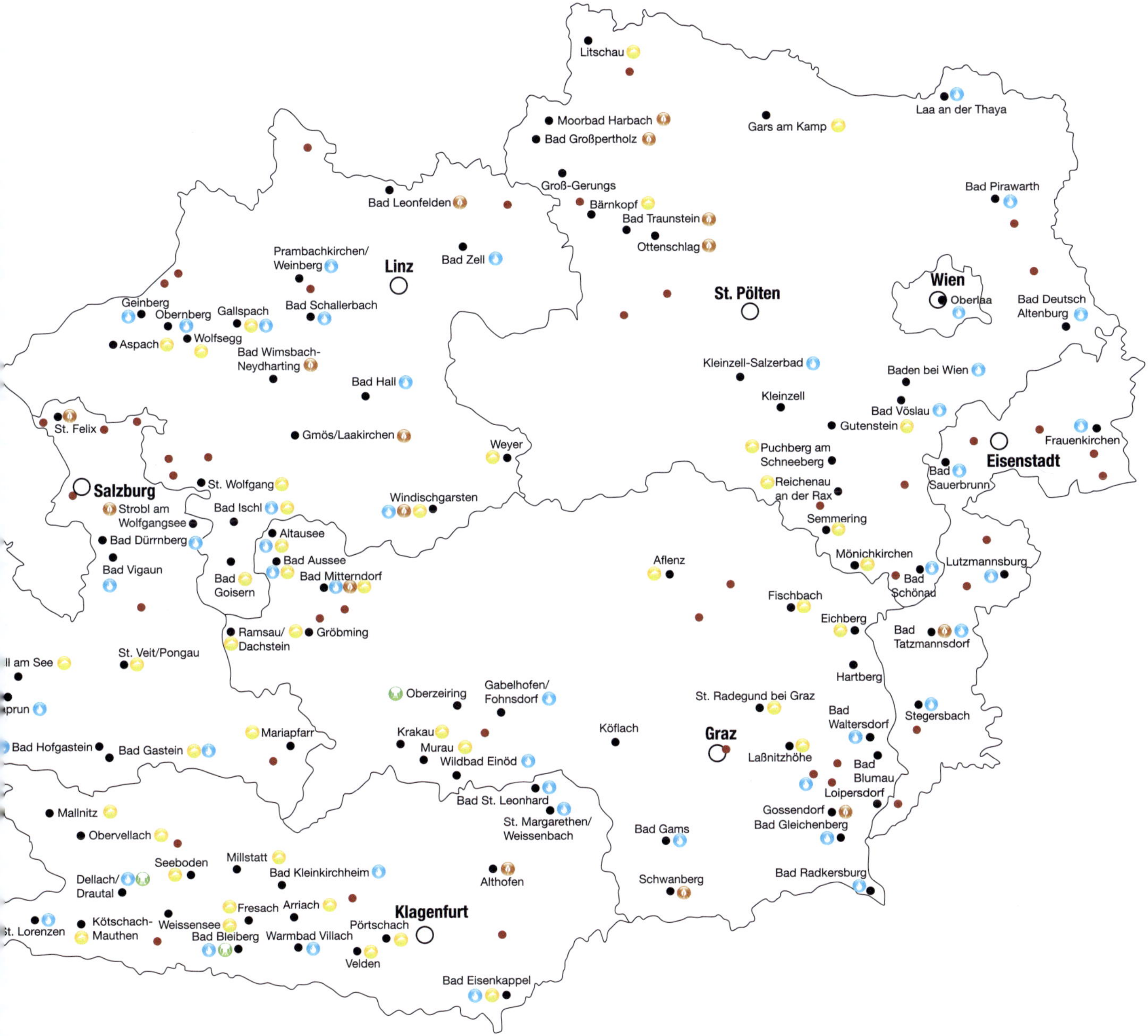
Litschau
Moorbad Harbach
Bad Großpertholz
Gars am Kamp
Laa an der Thaya
Groß-Gerungs
Bärnkopf
Bad Traunstein
Ottenschlag
Bad Pirawarth
Bad Leonfelden
Bad Zell
Prambachkirchen/
Weinberg
Linz
St. Pölten
Wien
Oberlaa
Bad Deutsch
Altenburg
Geinberg
Obernberg
Gallspach
Bad Schallerbach
Aspach
Wolfsegg
Bad Wimsbach-
Neydharting
Bad Hall
Kleinzell-Salzerbad
Baden bei Wien
Kleinzell
Bad Vöslau
Gutenstein
St. Felix
Gmös/Laakirchen
Weyer
Puchberg am
Schneeberg
Frauenkirchen
Eisenstadt
Bad
Sauerbrunn
Salzburg
St. Wolfgang
Strobl am
Wolfgangsee
Bad Ischl
Windischgarsten
Reichenau
an der Rax
Semmering
Altaussee
Bad Dürrnberg
Bad Aussee
Bad Vigaun
Bad
Goisern
Bad Mitterndorf
Aflenz
Mönichkirchen
Lutzmannsburg
Bad
Schönau
Fischbach
Eichberg
Ramsau/
Dachstein
Gröbming
Bad
Tatzmannsdorf
St. Veit/Pongau
Hartberg
Oberzeiring
Gabelhofen/
Fohnsdorf
St. Radegund bei Graz
Bad
Waltersdorf
Stegersbach
Mariapfarr
Krakau
Köflach
Graz
Bad Hofgastein
Bad Gastein
Murau
Wildbad Einöd
Laßnitzhöhe
Bad
Blumau
Loipersdorf
Bad St. Leonhard
Mallnitz
St. Margarethen/
Weissenbach
Gossendorf
Bad Gleichenberg
Obervellach
Bad Gams
Seeboden
Millstatt
Bad Kleinkirchheim
Althofen
Schwanberg
Bad Radkersburg
Dellach/
Drautal
Fresach
Arriach
Klagenfurt
Kötschach-
Mauthen
Weissensee
Bad Bleiberg
Warmbad Villach
Pörtschach
Velden
Bad Eisenkappel

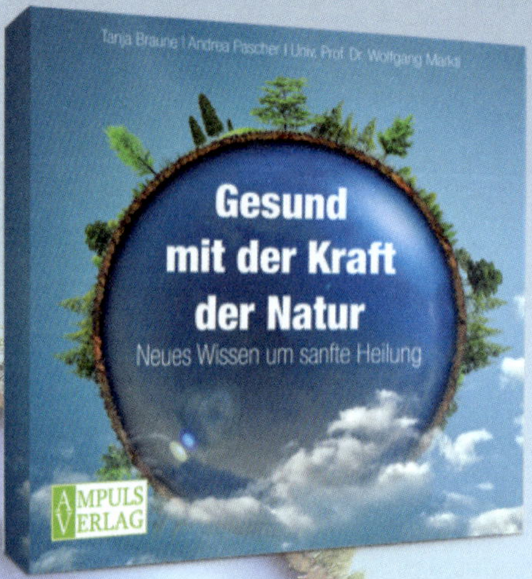

Das Buch über natürliche Heilvorkommen in Östereich, ihre Wirkungen und ihre therapeutischen Einsatzbereiche

Mehr als 70 Prozent der österreichischen Bevölkerung lebt bereits in Ballungszentren. Fast 95 Prozent der Zeit verbringen die Menschen in geschlossenen Räumen – Transportmittel mitgerechnet. Das führt zu Erkrankungen durch Lärm, Luftverschmutzung, Bewegungsmangel und Stress. Gleichzeitig steigen das Naturbewusstsein und die Sehnsucht nach natürlichen und traditionellen Behandlungsmethoden. Das mit Wissenschaftern und Medizinern erarbeitete Buch zeigt anhand spannender Geschichten von Wasser, Heilmoor, Luft- und Heilklima, was natürliche Heilvorkommen zu bieten haben und wie sie wirken.

Tanja Braune, Andrea Pascher,
Univ. Prof. Dr. Wolfgang Marktl

Gesund mit der Kraft der Natur
Neues Wissen um sanfte Heilung

160 Seiten, Hardcover
ISBN: 978-3-200-06654-0
ca 200 x 200 mm
€ 24,90
www.ampuls-verlag.at

AMPULS VERLAG

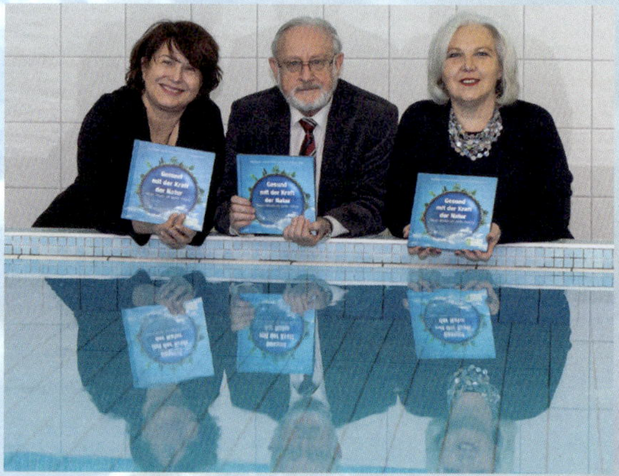